叙事医学与临床科研

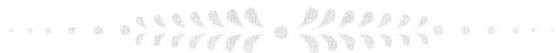

主审　杨晓霖
主编　贾俊君　杨志芬

中国健康传媒集团
中国医药科技出版社

内 容 提 要

　　本书系统呈现了叙事医学的理论与实践路径，内容涵盖其历史发展、教学科研、临床应用及未来展望。首先回顾叙事医学的全球发展脉络与中国本土化历程，分析其在人文关怀与临床实践结合中的独特价值；接着聚焦质性与量性研究的理论与方法，展示其在教学与临床中的实践应用；最后展望叙事医学在医学教育、人工智能与多学科协作及其在现代医学中的广阔前景。本书可供开展叙事医学教学和实践工作的医院和医学院使用；适用于住院医师的规范化培训；对于进行叙事医学研究的人文学者也有一定借鉴和参考价值。

图书在版编目（CIP）数据

　　叙事医学与临床科研 / 贾俊君，杨志芬主编 .
北京：中国医药科技出版社，2025.5.-- ISBN 978-7
-5214-5281-5

　　Ⅰ .R

　　中国国家版本馆 CIP 数据核字第 2025LS7104 号

美术编辑　陈君杞
版式设计　也　在

出版　**中国健康传媒集团** | 中国医药科技出版社
地址　北京市海淀区文慧园北路甲 22 号
邮编　100082
电话　发行：010-62227427　邮购：010-62236938
网址　www.cmstp.com
规格　710×1000mm $\frac{1}{16}$
印张　9 $\frac{1}{4}$
字数　178 千字
版次　2025 年 5 月第 1 版
印次　2025 年 5 月第 1 次印刷
印刷　北京侨友印刷有限公司
经销　全国各地新华书店
书号　ISBN 978-7-5214-5281-5
定价　**39.00 元**

获取新书信息、投稿、为图书纠错，请扫码联系我们。

编 委 会

主　　编　贾俊君　杨志芬
副 主 编　王　健　周雪莲
编　　者　（按工作单位排序）

贾俊君（浙江大学医学院附属第一医院）

徐小明（浙江大学医学院附属第一医院）

郭　兰（浙江大学医学院附属第一医院）

徐　芸（浙江大学医学院附属第一医院）

曾　韬（浙江大学医学院附属第一医院）

周雪莲（浙江大学医学院附属儿童医院）

杨志芬（河北医科大学第四医院）

朱潇雄（河北医科大学第四医院）

杜丽佳（河北医科大学第四医院）

任玮娜（河北医科大学第四医院）

房　静（邢台市清河中心医院）

王　健（郑州大学第二附属医院）

黄亚萍（郑州大学第二附属医院）

彭晓燕（郑州大学第二附属医院）

张　进（郑州大学第二附属医院）

王义炯（广东省东莞市滨海湾中心医院）

序

我与杨志芬博士结识是在 2023 年下半年，记得志芬博士当时对叙事医学很好奇，结合自己所在单位——河北医科大学第四医院东院产科在发展中所遇到的瓶颈问题，专程从河北奔赴广东来交流。我和志芬博士可谓一见如故，相谈甚欢。几个月过后，志芬博士频频报喜，在一年多的时间里，陆续有多篇与叙事产科学相关的高质量论文被北大中文核心期刊和 SCI 期刊录用。

志芬博士一方面在临床上积极应用叙事医学全新理念，在临床实践中不断思考如何让叙事医学理念更加接地气，切实解决临床中遇到的一些比较"棘手"问题（非生物医学类），另一方面投身科学研究，将自己在临床实践中的所思所得所感所悟付诸笔端，形成文字和数据，变成论著，硕果累累。这些科研产出旨在帮助和启发产科同行，乃至其他专科的医疗同行，最终造福医护患三方，为和谐医院叙事生态乃至社会叙事生态构建注入新活力。在我看来，她是一位非常勤奋务实、悟性颇高的年轻医生，值得推崇和学习。

我与浙江大学医学院附属第一医院肝胆胰外科年轻医生——贾俊君博士相识已有 5 年光景。5 年来，我见证了俊君博士的成长，尤其是在叙事医学领域建树颇丰，成果不菲。俊君博士对什么是有价值的医学研究葆有独到的见解，为推动中国叙事健康传播与叙事疾病科普事业的发展作出了卓越贡献。近几年，多篇叙事医学相关论文和叙事科普文章见刊，尤其一篇涉及器官捐献的叙事性作品——《大伟的心跳》更是引起业界的广泛关注，也成为我讲课中经常提到的一个重要素材。

俊君博士在自己精进的同时，不忘投身医学教育，推动浙江大学医学院博士后项目叙事医学课程建设。2023 年，我受俊君博士邀约，在线上给浙江大学医学院举办的 2021 级临床医学博士后职业素养演讲比赛活动做指导和点评。我看到年轻学子用心准备故事素材，认真思考如何通过故事形式来践行、再现和弘扬医者的医风医德和仁心仁术。从他们所讲述的不同视角的故事中，我看到年轻医者的人文情怀，他们在临床工作中，尝试将"科学理性"与"叙事理性"融合起来，获得更多赋能与成长，我很是欣慰。

近几年，随着叙事医学逐渐深入人心，我与志芬博士和俊君博士得以在不同城市和医疗机构召开的叙事医学研讨会上进行深度交流，谈论孕产期叙事生态对产妇及胎儿的影响，产科医护人员叙事素养对改善产妇孕产体验的价值，谈论叙事医学在肝胆胰外科的临床实践，这些都在不断激发我对叙事医学应用的颇多思考和感悟，也为进一步完善我的理论体系提供了诸多启发和助益，坚定了我继续从事叙事医学教育、引领医学生和临床一线医护人员投身叙事医学临床实践的决心和勇气。借此机会，我诚挚感谢两位临床一线医生和年轻医学教育者——杨志芬博士和贾俊君博士对我的启发和鞭策。

实际上，叙事医学能否获得可持续的关注和发展以及能否获得或者拥有顽强的生命力，要寄希望于医学教育工作者、医疗机构领导者和临床一线医务工作者，医生是主力前锋，护理人员是助攻，缺一不可。近几年来，叙事医学在我国取得重大突破性发展，我和团队先后指导全国各地大型公立三甲医院以及基层医院建设 40 余家叙事医学中心，其中国家卫生健康委员会属管医院就有两家，分别是西安交通大学附属第一医院和吉林大学白求恩第一医院，其他叙事医学中心主要集中在粤港澳大湾区大型公立三甲医院。近几年，我欣喜地看到全国各地来自临床一线的医学博士、主任医生、教授、博士生导师和首席医学专家等投身叙事医学的教育教学和临床实践以及新医科背景下的科研产出，这更加坚定了我们叙事医学团队的信念和初心。

叙事医学不仅能够保障患者生命安全，提升医疗质量，还引领医者驶向一片蓝海；不仅能够帮助医者发展跨学科融合的创新能力，还能提升医者在人文研究领域的辨识度。加拿大多伦多大学内科医生何瑞光教授在其著作《医学的艺术：融合科学、艺术与人性关怀的医疗》（*The Art of Medicine: Healing and the Limits of Technology*，2017 年）里讲过这样一个故事：

何瑞光在牙买加圣乔治大学医院担任住院医生第 3 年时，曾有机会与资深医学科学家、肾病专家厄兰医生一起查房。厄兰医生是牙买加医界的巨头，日后更是登上世界舞台，成为泛美卫生组织的主席。当厄兰医生在一次查房时想给年轻的何瑞光医生一个机会，让他说出心中想法时，何医生结合自己观察到的一些现象，真诚地讲述了自己的看法。

何瑞光医生说："我想讨论在病房里观察到的一些现象。病房很干净，护理人员也很有效率。但是我认为你们对待小婴儿的方式有点问题。小婴儿都不会笑，死气沉沉的、眼神呆滞、毫无生气。我认为那是不对的。我觉得你们应该让护理人员多拥抱孩子。"何瑞光医生当时还斗胆加了一句，"不只是护理人员，我觉得医生也都应该去抱抱他们。"

40 多年后何瑞光医生和厄兰医生再次相遇在一个盛大的晚宴上，主要是表彰何瑞光医生对加拿大与牙买加医界的贡献，彼时的厄兰医生已是西印度群岛大学的校监。厄兰医生在受邀致辞环节特别提起40年前晨会的那段故事——提到何瑞光是怎样鲁莽地告诉厄兰医生和他的组员，他们在照护婴儿和患者的过程中工作如何不够好。厄兰医生特别回忆说，当时他被年轻医生何瑞光的批评吓了一大跳，因为没有人提过这样的现象，更没有人想过要改变。但是，厄兰医生接着说道："年轻的何瑞光医生说得对，患儿不是物体，他们的确需要触摸与拥抱，需要我们温情以待。"

厄兰医生正是意识到单纯依靠循证思维和生物医学模式无法实现科室和医院的发展，因而他注重提升科室医护人员的叙事思维。为此，厄兰医生特别聘请具备叙事思维的内科医生玛格丽特医生来专门针对医者与患儿之间的叙事连接问题进行改革和督导。玛格丽特医生后来发表大约150篇关于叙事连接对疾病诊断、儿童住院日缩短、手术恐惧与疼痛舒缓、结局改善、满意度提升的相关文章。

叙事是人与人之间的基本关系，叙事连接对于人类健康而言，与空气、水与食物同等重要。亲密和谐的叙事连接是护心良药，可能有助于减低患心脏病和中风风险。美国加州大学洛杉矶分校医学院科学家发表于《美国科学院学刊》的研究指出，人际关系对健康的影响不容小视，特别是在心脏病、高血压、癌症的发病率上，作用不亚于饮食和休息的调节。这项新研究发现，人际关系不好可能导致身体炎症恶化，进而引发一系列疾病。也就是说，缺乏人际叙事连接或者人际叙事网络萎缩会妨碍人的健康生存。

社会孤立和孤独是一个日益严重的公共卫生问题。加州大学圣地亚哥分校赫伯特韦特海姆公共卫生和人类长寿科学学院博士后学者、第一作者 Natalie Golaszewski 博士说："衡量社交孤立度和孤独感，也应该纳入医疗护理标准中。"医务人员监测患者的血压、体重和体温，与此同时也应评估患者的人际叙事连接质量，这将有助于提升其叙事连接意识，更好地了解其健康风险并制定合理的人性化的解决方案。

中国叙事医学事业的重要推动者，中国科学院院士韩启德经常在主旨演讲中提到一个术语——"自我调节能力"。笔者认为：一个人想要保持长久的健康和幸福，最根本的是要提升自我叙事调节能力与叙事自我的成熟度。如果医者能够促进患者叙事自我的跨越式成长，就能在药物和手术刀的助力下，真正实现全人疗愈，患者的就医体验感也会得到提升。

在《清单革命：不犯错的秘密武器》（*The Checklist Manifesto: How to Get Things Right*）中，葛文德（Atul Gawande）写道：现代医学是一门要管理多重复杂状况的艺术，也可说是一个挑战人类对复杂状况掌控能力极限的训练营。而叙事自我的成熟度能够增强医者应对复杂临床情境的能力，减少危及患者生命安全的错误和不良事件的发生。在医疗不良事件与事故中，有 58% 源于医生可以避免的失误，其他 42% 的伤害，如一定比例的并发症、感染等，才是不可避免的。如何避免前面的 58% 的失误，其中最重要的就是具备叙事思维。

临床叙事思维提升发现问题、分析问题、解决问题的临床实践能力。叙事思维指的是一种对自我和他人生命故事保持好奇心，善于转换视角看见和共情自我或他人的生命境遇，积极运用自己主动积累的叙事经验因人而异地展开回应、反思和赋能活动的实践智慧，是一种与科学、循证和技术思维相对应的思维；"临床叙事思维"是一种医者将叙事思维用于临床患教、疾病告知、临床诊断、临床决策、全人疗愈、疾病护理、疾病康复、安宁疗护等环节的人际互动模式。

无论是叙事或科学，都不可能独树一帜。它们之间是一种相互依存、相互依赖的共生关系。纯粹的科学理性思维将产生严重后果，正如泰戈尔在《飞鸟集》中所言，一个全是科学理性逻辑的头脑，恰如一柄全是锋刃的刀，它不仅会伤害别人，也会令使用者满手鲜血。循证医学与科学技术是利器，能够带来疾病诊断和治疗新的进步与突破，但是，它容易伤害到医者自我，也容易在不经意中伤害到利器所向的患者。叙事医学就像刀刃的手柄或鞘，能够最大化地同时保护医者和患者。

2024 年 9 月，国家卫生健康委员会等四部委联合下发"医学人文关怀提升行动方案（2024—2027 年）"。其落地和实施的最强有力抓手就是叙事医学。那么，叙事医学的本质和内涵是什么呢？能解决医院管理和临床遇到的哪些实际问题呢？笔者所倡导和构建的中国叙事医学的内涵是提升医者职业叙事能力和临床叙事思维，让叙事在医院管理和文化传承、医疗质量提升与服务品牌构建、医者职业认同和职业发展、疾病诊断和全人疗愈、人际沟通与危机化解、身心调节与健康管理、健康传播与疾病科普、安宁疗护和哀伤辅导等方面发挥积极动态作用。

在国内，有部分学者和医护人员将叙事医学等同于讲故事或者叙事疗法或者心理疗法或者单纯地对患者在精神上给予抚慰。实际上并不是这样，叙事医学与临床诊疗技术和药物施用等有密切的关系，涉及叙事管理、叙事患教、叙事疾病科普、叙事诊断、叙事共同决策、叙事全人疗愈、叙事危机化解、叙事安宁疗护等多个维度。

叙事医学注重对患者采取精神上的抚慰——人文关怀和叙事照护，这只是叙事医学关注的一个维度。叙事医学更重要的维度，是通过培养医护人员的职业叙事能力，全方位提升其职业叙事素养。也就是说，叙事医学不是心理疗法，但是能够达到对患者精神抚慰的目的。叙事医学也不是单纯的医学人文，因为叙事思维是医学思维的重要内核，不是锦上添花。中国叙事医学语境下，叙事思维是医学思维中与循证思维同样重要的一种思维模式，是患者生命安全与医疗质量的基石。

如果说医学人文是以"病人"为中心的话，叙事医学则是以"人"为中心，这个人既指患者及其家属，也指医护人员，同时也包括所有民众。我们期待通过叙事医学提升医者职业素养，同时提升患者和民众的生命健康叙事素养，这样才能真正实现大健康。只是强调以患者为中心，不去发展出一套能够提升医护人员叙事思维的培养体系，就无法真正落实以患者为中心，将会使其流于口号。也就是说，叙事医学是双向行动，这种医患相向而行的实践能提升医患沟通和诊断效率、医患共同决策水平、改善患者就医体验感和医者的职业效能感、缩短平均住院日，减少不必要的国民医疗支出。

人文之光，叙事之美，叙事创造价值。杨志芬博士和贾俊君博士的这部著述一定能够引领更多年轻医者驶向更广阔的蓝海。

是为序。

杨晓霖

于南方医科大学全国首家叙事医学中心
2025 年 1 月

前　言

在人类探索生命与健康奥秘的历史长河中，医学不仅是科学发展的产物，更是文化、哲学与人文精神的交汇点。从古希腊希波克拉底提出的"医学人文"理念，到现代医学对科学技术的高度依赖，医学的每一次进步都深刻反映了时代对健康和生命意义的全新诠释。尽管医学技术的进步使疾病诊断和治疗达到了前所未有的高度，但单纯依赖技术和数据，无法全面回应患者在复杂多变医疗场景中的多样化需求。正是在这一背景下，叙事医学（narrative medicine）应运而生，以患者叙述为核心，通过理解生命故事、心理体验和社会文化背景，将科学与人文深度融合，为医学赋予了新的维度。

叙事医学是一门整合医学科学与人文关怀的学科，致力于超越单一的生物医学视角，全面关注疾病对个体生理、心理和社会层面的多重影响。自提出以来，叙事医学迅速发展，成为现代医学教育、临床实践和科学研究的重要组成部分，显著改善了医疗服务质量，同时提升了医学的整体性与个性化水平。与传统医学模式相比，叙事医学更注重患者作为完整个体的独特性和复杂性，通过倾听患者的叙述，将疾病的诊疗与患者的生活体验相结合，帮助患者恢复身心的平衡与完整性。值得一提的是，全国医学教育发展中心王维民教授提出的第四代医学教育改革，旨在培养具备综合能力与人文关怀精神的医疗从业者，推动医学教育从单纯技术传授向科学与人文融合转型。这一理念与叙事医学的目标高度一致，共同致力于提升医疗从业者对患者叙述的敏感性、共情能力和伦理素养。例如，在肿瘤患者的长期治疗中，医疗从业者通过倾听患者叙述，深入了解其心理压力、日常需求及社会支持情况，从而制定更具针对性和个性化的治疗与护理方案。此外，叙事医学还强调伦理关怀，促使医疗从业者在实践中反思自身角色与行为，从而在医患关系中建立更深层次的信任。

近年来，叙事医学在全球医学领域和中国医疗实践中的认可度与影响力不断提升。在国际上，自美国丽塔·卡伦（Rita Charon）教授于2001年正式提出叙事医学概念以来，这一领域迅速发展并被纳入多个医学教育体系。哥伦比亚大学医学院率先开设相关课程，随后英国、加拿大等国家也相继推广叙事医学课程，通过培养医学生倾听患者叙述的能力，深化对疾病背后人性复杂性的理解。这些努力使叙事医学逐渐成为全球医学教育和实践的重要组成部分，并在改善医患关系和提升医疗服务水平方面发挥了积极作用。在中国，2011年《医学与哲学》杂志发表了关于叙事医学的学术论文，同年北京大学医学人文研究院举办的学术会议也围绕这一主题展开讨论，对叙事医学在国内的传播和发展起到了积极的推动作用。自此之后，叙事医学在中国迅速发展，从南方医科大学率先开设叙事医学课程，到全国范围内叙事医学教学与研究中心的建立，叙事医学逐渐融入住院医师规范化培训体系，成为医学人文教育的重要组成部分。中国传统医学中"整体观"和"以人为本"的诊疗理念也为叙事医学的本土化发展提供了深厚的文化基础。

在医疗模式不断革新的背景下，精准医学和大健康理念的兴起推动着医疗实践向"4P医学"（预测性 predictive、预防性 preventive、个体化 personalized、参与性 participatory）方向迈进。然而，这一转型不仅依赖于科学技术的进步，更需要与人文关怀和社会支持的深度融合。叙事医学通过引入人文视角，为4P医学实践注入了新的动力，尤其是在个体化和参与性方面展现出独特优势。通过倾听患者叙述，医护人员能够将数据分析与患者的生活背景、心理状态有机结合，制定更加精准且贴合实际需求的诊疗方案，同时激发患者的主动性与参与感，加速4P医学理念的全面落地。

本书的撰写源于一个多学科、多领域团队的共同努力，团队成员包括来自妇产科、内科、外科、肿瘤科、儿科等多个临床科室的医生和护士，以及医学教育与叙事医学研究领域的专家。多学科协作使我们能够从不同的视角深入解析叙事医学的理论与实践，提供系统性和可操作性的指导。本书系统呈现了叙事医学的理论与实践路径，内容涵盖其历史发展、教学科研、临床应用及未来展望。首先，回顾叙事医学的全球发展脉络与中国本土化历程，分析其在人文关怀与科学实践结合中的独特价值；接着，聚焦质性与量性研究的理论与方法，展示其在教学与临床中的实践应用；最后，展望叙事医学在医学教育、人工智能与多学科协作及其在现代医学中的广阔前景。本书可供开展叙事医学教学和实践工作的医院和医学院使用；适用于住院医师的规范化培训；对于进行叙事医学研究的人文学者也有一定的借鉴和参考价值。

通过本书，我们希望帮助读者全面理解叙事医学的理论与实践框架，深刻领悟其在现代医学中的核心作用。由于时间有限，书中难免有不足和疏漏之处，恳请专家、同道和读者批评指正，以期再版时修改、完善。

编者
2025 年 1 月

目　录

第三章
叙事医学的量性研究

第四章
叙事医学的教学研究

第五章
未来展望

第一章
导论

第一节 叙事医学的历史与发展

一、医学模式的转变与沿革

医学模式（medical model）是在一定历史时期内，医学发展的基本概念、思维方式、发展规范的综合，是人们在医学实践过程中对待健康、疾病等问题的总体观。医学包括认知和实践两方面，不同时期的医学模式，是随着人们在医学实践中对影响人类健康的因素和疾病本身认知的不断深化而形成的。从古至今，医学模式的演变历经了神灵主义、自然哲学、生物医学和生物－心理－社会医学模式[1]。

神灵主义医学模式是医学发展的最原始阶段。它起源于原始社会。由于当时生产力水平低下，人们对自然现象和疾病的原因缺乏科学认知，因此把疾病归咎于神灵的惩罚或恶魔作祟。治病手段主要是通过祈祷、驱鬼或避邪等方式寻求超自然力量的保佑或宽恕。

自然哲学医学模式即古典医学模式（约公元前4000年—公元5世纪）。这一阶段主要基于古代文明的医学实践，如古埃及、古希腊、古印度和古中国的医学。这些文明发展出了各自独特的医学理论和治疗方法，古埃及医学、古印度医学、中国古代中医提出的"天人合一"思想，以及古希腊希波克拉底（Hippocrates）等人提出的"体液学说"等。

生物医学模式（19世纪—20世纪中叶）是现代医学发展的奠基性模式，其核心特征在于以科学实验和疾病机制研究为中心。从14世纪和15世纪以来，西方文艺复兴运动推动了科学的进步，奠定了现代医学的基础。从17世纪开始，随着解剖学、生物学和化学等基础科学的发展，医学开始向现代西医模式转变，强调科学实验和证据基础，以疾病为中心，注重疾病的生物学机制和治疗。从 19 世纪开始，哈维的血液循环理论、摩尔根尼关于疾病器官定位的研究，以及魏尔啸的细胞病理学等成果标志着生物医学模式的确立。生物医学模式极大地促进了医学的发展，但同时带来了心身二元论和机械唯物论的哲学观，使人们忽视了疾病与健康的相对性以及人的生物、心理、社会因素间的联系。

生物 – 心理 – 社会医学模式（20 世纪中叶至今）是对传统生物医学模式的拓展与革新，它更加强调医学对个体整体健康的全面关注。1977 年，美国精神疾病学家乔治·恩格尔（George Engel）提出生物 – 心理 – 社会医学模式，强调除了生物因素外，心理和社会因素也是影响健康的重要因素。医学模式开始强调个体的整体健康，包括生理、心理和社会 3 个维度。进入 21 世纪，随着基因组学和生物信息学的发展，精准医学模式应运而生，它强调根据个体的基因、环境和生活方式差异，提供个性化的预防、诊断和治疗方案，并利用大数据、人工智能等技术，推动医学研究和临床实践的创新。

近年来，随着人们健康观念的变化，整合医学模式也逐渐兴起，它强调将传统医学和现代西医的优势结合起来，提供个性化、精准的医疗服务，注重预防和健康促进，以及患者的生活方式和心理状态对健康的影响。医学模式的演变历程不仅反映了人类对医学认识的深化，也标志着医学科学方法和医疗实践方式的根本转变，每一次医学模式的调整和优化都是为了更好地适应当时的医疗需求和科学发展的变迁。随着医学科学的发展和社会的进步，医学模式也在不断演变和完善，未来可能会出现更多新的医学模式，但都旨在提高医疗服务的质量和效率，从而更有效地保护人类健康、促进医疗事业发展。

2016 年，美国系统生物研究所的莱诺·伊·胡德（Leroy Hood）提出 4P 医学，包括医学的预测性（predictive）、预防性（preventive）、个体化（personalized）和参与性（participatory）等要素。4P 医学的全新模式更加强调个体的主观能动性及日常生活行为对疾病发生和发展的重要意义，主张通过改善生活方式实现疾病防控，防患于未然。新的医学模式要求必须把患者作为整体的"人"来看待，尊重作为个体的人，尊重其权利。更重要的是，患者会在医生询问病史、进行检查的过程中感受到人性的温暖。医学模式的转变体现了生产力的进步、认知的升级，彰显了医学回归人文主义的应有之义。

在医学发展的历程中，医学人文始终扮演着至关重要的角色。医学人文是医学教育的一部分，更是医疗服务的核心精神所在，尤其在临床医学中起到了桥梁和润滑剂的作用。它不仅提升了医疗服务的品质，而且促进了医疗系统的可持续发展。医学家们早已认识到医学人文的深远意义。被誉为"医学之父"

的希波克拉底在其著作《希波克拉底文集》中留下了一句名言："唯爱人者，得医之术。"（"Where there is philanthropia, there is philo technia."），这不仅强调医学实践中的人文关怀，也体现对患者深切的关爱和尊重。

然而，随着医学研究和技术的进步突飞猛进，医学工作者开始更多地依赖于高科技的诊断和治疗手段，而忽视了患者的心理、社会需求以及他们对疾病的个体体验，人文关怀的缺失逐渐显现。医学人文的缺失影响着医疗服务的质量和患者的就医体验，主要涵盖以下几方面的影响。

1. 医患关系紧张

当医务工作者缺乏足够的沟通技巧和同理心时，会导致医患之间人际互动减少，信任和理解降低，进而容易激发医患矛盾。

2. 忽视患者的情感需求

在临床实践中，如果医护人员只关注疾病的生物医学方面，而忽视患者的情感、心理和社会需求，会使得医疗服务变得机械化，缺乏人情味，进而导致患者感到被忽视或不被理解。

3. 过度依赖技术

在现代医疗体系中，过度依赖技术手段进行诊断和治疗，过多地强调专科化、技术化、市场化，患者成了医疗流水线上需要维修的产品，其人格、痛苦、情感被强行转化为疾病的症状和体征，而忽视了对患者个体化关怀和人文关怀的重要性，整体的患者被无形的观念消解得只剩下一连串陌生而又令人生畏的符号。

4. 医学生和医护人员的人文教育不足

如果医学教育过程中缺乏人文课程和实践机会，可能导致医学生和医护人员缺乏必要的沟通技巧、同理心和批判性思维能力。

5. 文化不敏感

在多元文化社会中，如果医疗服务提供者缺乏对不同文化背景患者的敏感性和理解，可能会导致服务不匹配和误解。

6. 忽视患者的自主权

在某些情况下，医护人员可能没有充分尊重患者的自主权和选择权，而是单方面作出医疗决策，这也让患者在治疗过程中感到被动和疏远。

7. 医疗资源分配不均

在资源有限的情况下，如果医疗资源分配缺乏公平性和透明度，可能会导致患者感受到不公正和被忽视。

8. 忽视预防医学和健康教育

如果医疗服务过于集中在疾病治疗上，而忽视了预防医学和健康教育的重要性，可能会导致患者对健康生活方式的忽视。

9. 工作压力和职业倦怠

面对繁重的临床工作和强大的科研压力等，医护人员容易产生职业倦怠。若不重视医学人文修养，会使医生面临更为严重的职业倦怠风险，自我认知的偏倚使医生没有办法在行医过程中体会自我认同，实现个人价值，这将直接影响他们向患者提供人文关怀的能力。

10. 伦理和法律问题的忽视

在处理复杂的医疗伦理和法律问题时，如果缺乏充分的讨论和指导，可能会导致患者权益受损。

因此，医学人文的缺失不仅影响患者的身心健康和满意度，还可能对医疗系统的整体效能和可持续性产生负面影响。为应对上述问题，医学界也越来越认识到加强医学人文教育和实践的重要性，也在深度探索贯彻医学人文思想的有效路径。

二、叙事医学的兴起与发展

医学人文强调医护人员的人文素养，包括同理心、沟通技巧和伦理决策能力。"现代医学之父"威廉·奥斯勒（William Osler）说过："医学不仅是科学，也是艺术；它既是一门科学，也是一种人文学。"亚伯拉罕·马斯洛（Abraham Maslow）也曾提出："我们必须始终记住，病人首先是一个人，其次才是一个病例。"我国著名妇产科学专家、中国工程院院士郎景和曾说："医生给病人开出的第一张处方是关爱。"随着医学人文精神的回归，人们开始认识到患者是权利的集合体，医生要尊重患者的权利，医生不能再用传统的"父权"临床决策思维进行诊疗服务。

叙事医学的兴起和发展是医学人文领域的一个重要里程碑，是医学人文在临床实践中的具体体现，它强调患者故事的重要性，并提供了一种实现医学人文核心价值的方法。通过叙事医学，医生可以更好地理解患者，提供更加个性化和人性化的医疗服务，从而提高医疗质量，促进医患之间的信任和合作。叙事医学就是现代医学由"术"至"道"转变的实例，是医学人文的一股"源头活水"。正如希波克拉底所言，"如果你不能被外行人所理解，无法使你的听众进入你说的境况，你将错失真相"。叙事医学融合文学、哲学、社会学、心理学和医学等多个学科的精髓，采用"叙事理论"作为整体逻辑框架，它不仅使医生能够掌握患者的生物医学数据，还通过倾听患者的个人故事来深化对患者经历的理解，从而在实践中体现医学人文关怀的精神。

心理学家卢力亚（Luria）和脑神经学家萨克斯（Sacks）等受自古以来医学叙事传统的召唤，遵循19世纪的"临床轶事"叙说风格，提倡将现代医学中"去主体性"的、术语堆砌的病例还原成充满生命力的故事[2]，其中萨克斯的《错把妻子当帽子》（*The Man Who Mistook His Wife for a Hat*，1985 年）和卢力亚的《记忆大师的心灵》（*The Mind of a Mnemonist*，2001 年）等医学纪实作品，在重塑医学叙事传统方面发挥了重要作用，推动了医学人文与临床实践的融合，并在国外医学教育和医疗实践中产生了深远影响"[3]，这一趋势最终促成了哥伦比亚大学 Rita Charon 等人于 2001 年提出的"医学叙事"（narrative medicine）概念，标志着现代医学叙事的正式兴起。

1986 年，哈佛大学著名医学人类学家阿瑟·克莱曼（Arthur Kleinman）在其著作《疾痛的故事》（*The Illness Narratives*）[4]中首次提出必须将"疾病"（disease）与"病痛"（illness）区分开来。1992 年，哲学家凯·图姆斯（S. Kay Toombs）在其著作《疾患的意义：医生和患者不同观点的现象学探讨》（*The Meaning of Illness: A Phenomenological Account of the Different Perspectives of Physician and Patient*）[5]中指出，医生和患者之间对疾病的认识存在着根本性的分歧。医生体验到的是疾病，即已经被确诊的某种客观意义的疾病，而患者体验到的是疾痛，即尚未被医生确诊的、个人体会到的、带有主观色彩的病症。技术与人文的脱节，以及对医疗设备的过度依赖，导致医学界逐渐放弃了仁爱的圣杯。在技术主义的绑架和消费主义的裹挟下，医学变得不再可爱，失去了其应有的温度和人文关怀。1984 年，加雷斯·威廉姆斯（Gareth Williams）提出医患交流双方的解释模式和病痛叙事重建（illness narrative reconstruction）概念，认为医生应该把了解患者的叙事模式作为治疗活动的重要组成部分[6]。

叙事医学的提出背景深植于对传统生物医学模式的反思，不仅关注疾病的生物医学方面，还关注患者的生活经历、情感状态和文化背景。随着现代医学越来越偏向技术至上和专业细分，医生逐渐丧失了与患者进行深入交流的能力，这导致医患关系紧张和医疗纠纷频发，越来越多的医学从业者认识到叙事与临床实践结合的重要性。2001 年，哥伦比亚大学的精神病学家和作家丽塔·卡伦（Rita Charon）首次正式提出"叙事医学"概念，旨在通过叙事能力来实践医学，充分挖掘个体的故事，整合科学与人文学科的交流通道。丽塔·卡伦不仅定义了叙事医学，还通过专著进一步丰富其学术内涵，她在著作《叙事医学：形式、功能和伦理》[7]中提出："叙事医学是由具有叙事能力的医生所实践的医学；而叙事能力是认识、吸收、解释并被疾病的故事所感动的能力。"强调医生应该通过倾听患者的叙事来更好地理解他们的病情，这不仅包括生理症状，还包括患者的情感体验和生活故事。正如她所言，要"自由地倾听、专业地倾听"。此外，卡伦教授还倡导提升叙事技巧在医学教育中的重要性，将文学素养培训应用于医学实践中，以提高医生的同理心和沟通能力。自 2001 年提出以来，叙事医学逐渐在国际上受到医学教育和临床实践的重视，西方国家（如美国、英国、加拿大等）迅速将叙事医学纳入医学教育体系中。例如，哥伦比亚大学医学院早在 1992 年就已将文学叙事纳入课程。2016 年，保罗·卡拉尼什（Paul Kalanithi）在其著作《当呼吸化为空气》（*When Breath Becomes Air*）中提出："医学的目标不仅是治愈身体，也是寻找生活的意义。"该书深刻探讨了疾病、死亡和医学人文的方方面面。

叙事医学的核心在于通过患者的叙述来捕捉他们独特的经历，这种做法有助于医生更全面地了解患者的健康问题，并提供更加人性化的护理。通过整合"科学脑"与"人文心"，能够搭建起科学理性与叙事理性之间的桥梁，鼓励医生们不仅治疗疾病本身，更要深入理解疾病对个体的具体影响，以及它们如何作用于患者的日常生活质量。这种做法不仅有助于构建更牢固的医患关系，提升治疗效果，同时也帮助医生更有效地应对职业压力，实现个人成长与职业发展的平衡。

随着时间的推移，叙事医学已经发展成为一种被广泛认可的践行医学人文的有效路径。叙事医学不只停留在理论层面，也逐步融入临床实践工作中。越来越多的医学院校和医疗机构开始重视并引入叙事医学的教学和实践，教授学生如何运用叙事技巧来改善临床实践。它也被用来培训医生和其他医疗专业人员，以提高他们的同情心和临床技能，同时也被用于患者自我表达和康复过程中，成为提升医疗质量和改善医患关系的关键途径。叙事医学也促进了跨学科的研究和合作，如文学、心理学、社会学等领域的专家与医学专业人士共同探讨如何改善医疗服务。

在全球医学研究的广阔天地中，叙事医学以其独特的视角和人文关怀，成为连接科学与情感的桥梁。众多享有盛誉的国际医学期刊，如《新英格兰医学杂志》《美国医学会杂志》《柳叶刀》和《英国医学杂志》，均不时刊载叙事医学的研究成果，它们如同星辰般点缀在医学的天空中，引领着医学界对人性化医疗实践的深思。在这些期刊的字里行间，人们不仅能窥见医学科学的严谨与进步，更能感受到医学人文的温暖与力量。

第二节　叙事医学的中国化历程

2006 年，中文期刊里首次出现"叙事医学"一词。2011 年，北京大学医学人文研究院举办首届叙事医学座谈会，南方医科大学开设了国内首个"叙事医学"课程，标志着叙事医学被正式引入我国。自叙事医学引入我国以来，它迅速步入了发展的快车道，并激发了广泛的研究热情。这一现象的产生，与我国传统文化中丰富的"叙事"底蕴密不可分。正如中国科学院院士、中国科学技术协会名誉主席韩启德所言，我国有"医乃仁术"的传统，中医的诊疗体系本身具备叙事特征，讲究医生的说话艺术，善于取得患者的信任。中医的辨证施治模式使患者只要有症状，就总能有相应的诊断。中医重视心理因素，善于因势利导，取得疗效[8]。凡此种种，均与叙事医学所倡导的理念不谋而合。

一、中国医学的叙事传统

中国的叙事医学传统源远流长，其根源可以追溯到古代的医学实践和哲学思想。中国医学传统中，叙事和故事讲述一直扮演着重要角色。有关古代中医的经典著作，在现代叙事医学中也得到了继承和发展。《伤寒论》有言："医之过，莫大于不识人。"中国传统医学强调人体是一个有机整体，其中包含了脏腑、经络、气血、津液等多种元素，这些元素在结构和功能上相互联系、相互依赖，共同维持人体的健康状态。中医学的整体观认为，人体的健康不仅仅取决于单个器官或系统的功能，而是整个生物体的平衡与和谐。

在中国传统医学的理念中，核心原则是身心共治，意味着身体的健康与心理状态密切相关。"怒伤肝，喜伤心，忧伤肺，思伤脾，恐伤肾"，情绪波动、心理压力等因素可以影响人体的生理功能，导致疾病的发生。因此，治疗过程中不仅关注身体症状的缓解，也注重调整患者的心理状态，以达到身心并重的治疗效果。

中国传统医学还强调人与自然的和谐统一。中医学经典著作《黄帝内经》提及"天人相应，人与天地相参"，认为人体健康受到自然环境变化的影响，如季节、气候、地理环境等。《黄帝内经》不仅包含了丰富的医学理论，还记载了许多医案。在古代中国，医案（病例记录）和医话（医者之间的交流和讨论）是医学知识传承的重要方式，这些医案和医话实际上就是古代医者与患者之间互动的叙事记录。它往往包含了丰富的叙事元素，反映了医生如何通过倾听患者的故事来理解病情，并结合自己的医学知识进行治疗。通过这些医案，人们可以看到古代医者如何通过观察、询问和推理来诊断疾病，并根据患者的具体情况制定治疗方案。儒家文化强调"仁爱"和"礼"，孔子所说的"仁者爱人""礼之用，和为贵"，在医学实践中体现为对患者的关怀和尊重，以平等的姿态去诊疗，不仅要关注疾病本身，还要关心患者的情感和心理状态。《道德经》的核心思想之一，即"人法地，地法天，天法道，道法自然"，道家哲学中的"顺应自然""无为而治"的理念，也深刻影响了中国医学的治疗方式，医生需要顺应患者的生活环境和心理状态，在治疗过程中避免不必要的干预，以达到"顺应自然"的效果。因此，中国传统医学治疗会考虑个体的具体情况，采用个性化的治疗方案，以适应不同的环境和个体差异。中医"四诊"中的"问诊"特别注重与患者的交流，《难经》中有言："问而知之谓之圣。"强调通过详细的病史询问来了解洞察病情，达到高超准确的诊断水平，这本质上就是一种叙事医学的实践。

中国的叙事医学传统强调了医患之间的沟通和对患者个体经历的重视。在现代医学教育和实践中，中医学的整体观和身心共治的理念仍然具有重要的价值，现代中国医学界正努力将这些传统与现代叙事医学的理念相结合，以促进医疗服务的人性化和个性化。晋代名医杨泉在《论医》中指出："夫医者，非仁爱之士，不可托也；非聪明理达，不可任也；非廉洁淳良，不可信也。"好的医生要集仁心、仁术于一身。在治疗疾病时，不应仅仅关注局部病变，而应全面考虑患者的身心健康和生活环境，采取综合性的治疗措施。

冰心先生说过："爱在左，同情在右，走在生命路的两旁，随时撒种，随时开花，使得这一径长途点缀得香花弥漫，让穿枝拂叶的行人，踏着荆棘，不觉得痛苦，有泪可挥，也不是悲凉。"医患携手走在这条路上，让生命的意义更加绚烂悠长。

二、叙事医学的本土化发展历程

随着叙事医学在西方的兴起，中国学者开始关注并引入这一概念。通过翻译西方相关著作和学术论文，叙事医学的理念开始为中国医学界所了解。叙事医学的中国本土化发展历程是一个将西方叙事医学理念与中国传统文化、医学实践相结合的过程。这一过程不仅涉及医学教育和临床实践的改革，还包括对叙事医学理论的本土化解读和应用。叙事医学在我国的发展大致分为引入、探索、发展 3 个阶段。

1. 引入阶段（20 世纪 90 年代—2000 年）

在这个阶段，一些学者和医生开始关注并研究这种新型的医疗模式，试图将其应用于中国的医疗实践。然而，由于当时中国的医疗资源有限，医生与患者之间的沟通时间较短，叙事医学在中国的发展受到了一定的限制。

2. 探索阶段（2001 年—2010 年）

自 2001 年叙事医学概念的正式确立，叙事医学在中国也得到了更多关注和研究。一些医疗机构开始尝试将叙事医学的理念应用于临床实践，如开展患者教育、心理疏导等工作；也有一些医学院校开始将叙事医学纳入教学内容，培养具有叙事医学素养的医学生。然而，由于医疗体制和文化差异等原因，叙事医学在中国的发展仍然面临诸多挑战。

3. 发展阶段（2011 年至今）

随着中国医疗体制改革的深入推进，医疗资源的逐步改善，以及人们对医疗服务质量要求的提高，国家权威医学机构和医学专家大力提倡和呼吁医学人文的回归，叙事医学在中国也得到了更广泛的关注和应用。越来越多的医学院校和医疗机构开始重视医学人文教育、医患沟通以及患者的心理需求，将叙事医学的理念融入医学教育和临床实践中。同时，叙事医学的研究也取得了一定的成果，为中国叙事医学的发展提供了理论支持。

2018 年 8 月全国宣传思想工作会议强调，着力打造融通中外的新概念、新范畴、新表述，讲好中国故事，传播好中国声音，向世界展现真实、立体、全面的中国。党的二十大报告指出，加快构建中国话语和中国叙事体系，讲好中国故事、传播好中国声音，展现可信、可爱、可敬的中国形象。根据最新的研究和讨论，叙事思维在构建中国叙事和传播中国故事方面的应用已经成为国际传播的重要策略[9]。通过故事，可以更好地展示中国的历史、文化、社会发展和现代成就，从而促进国内外对中国的理解和认同。叙事思维还能帮助克服文化差异带来的障碍，通过共享人类共通的情感体验，增进不同文化背景受众的相互理解。掌握和运用叙事思维作为国家顶层设计，是当前和未来跨文化沟通中非常重要的技能，在医学学科发展与实践中的地位亦是举足轻重。构建叙事医学体系是讲好中国健康故事、医疗故事的必经之路。在此大背景下，中国的医学发展积极融入、大力发展带有叙事色彩的医学人文课程，极大地拓展了医学教育与实践的维度，呼唤全人思维回归。

叙事医学的特点是高度融合医学专业性和人文普世性。2008 年，南方医科大学杨晓霖将叙事医学融入博士生医学人文课程。2009 年，南方医科大学召开全国传记文学会议，将叙事医学与疾病叙事作为其中一个重要的分论坛，吸引许多学者参与研讨。2011 年，国内学者正式发表叙事医学相关论文，并组织相关座谈会，因而，这一年被誉为中国叙事医学元年。

一方面，南方医科大学通识教育部与卫生管理学院杨晓霖教授发表《美国叙事医学课程对我国医学人文精神回归的启示》《医学和医学教育的叙事革命：后现代"生命文化"视角》和《医学与叙事的互补：完善当代医学的重要课题》等系列文章，引发广泛讨论。同年底，中国科学院韩启德院士在北京大学医学人文学院举办以"如何讲好中国医学故事"为主题的座谈会。南方医科大学也在这一年首次开设《叙事医学》课程，此后，叙事医学作为一门独立学科吸引了全国医学从业者的目光。

2015 年，北京大学医学人文学院郭莉萍教授作为中国叙事医学的早期倡导者之一，翻译并出版丽塔·卡伦教授著作《叙事医学：尊重疾病的故事》（*Narrative Medicine: Honoring the Story of Illness*），这本书的出版不仅为医学教育提供了新的视角，也为临床实践带来革命性的变化，为中国叙事医学的发展提供了系统的理论指导。2016 年，南方医科大学首次在住院医师规范化培训教育中开设叙事医学必修课程。2018 年，北京大学第三医院《叙事医学》杂志创刊；南方医科大学顺德医院设立全国首家叙事医学研究中心；2019 年，杨晓霖教授最早出版与叙事医学相关的独著《叙事医学人文读本》，之后陆续出版人文与叙事系列丛书《人文与叙事：文学中的医学》等。2019 年，南方医科大学顺德医院成立全国首家"生命健康叙事分享中心"。

作为叙事医学理念的研究和推广平台，生命健康叙事分享中心通过开展诸如教育培训、叙事阅读、平行病历书写等丰富多彩的活动，为医护人员提供锻炼叙事思维、提升叙事素养和服务精神的空间。同时生命健康叙事分享中心也为患者及其家属，甚至普通民众提供了一个温馨、平等的交流氛围，有效改善人与人之间的叙事连接，维持良好叙事人际，进而达到长久身心健康稳态。在面对疾患，甚至死亡等负性事件时，形成更加成熟、达观、理性的视角，从而极大地改善患者的生命质量和就医体验。在精准医学时代，叙事分享中心是构建和谐医患关系、促进医学进步的"宣传队""播种机"。2020 年，北京大学医学部成立叙事医学研究中心。全国各地生命叙事分享中心依托省市级医科大学附属医院，如雨后春笋相继成立，积极助推叙事医学理论推广和临床实践。

2020 年 4 月，由郭莉萍教授主编的住院医师规范化培训教材《叙事医学》出版。其主要内容围绕着叙事医学的基本理论、实践技巧以及在临床工作中的应用展开。首先，该教材介绍了叙事医学的起源、发展和核心概念，强调了倾听、同理心以及通过患者故事理解其疾病经历的重要性。其次，教材深入讲解了叙事医学的具体实践方法，包括如何收集、分析和分享患者的叙事，以及如何通过叙事反思提升临床决策能力。此外，教材还探讨了叙事医学在促进医患沟通、提高医疗服务人文关怀以及预防和缓解医护人员职业倦怠等方面的应用。

《叙事医学》作为教材出版的现实意义重大。首先，它为住院医师提供了一种全新的视角，帮助他们理解患者不仅仅是疾病载体，更是有着丰富情感和生命故事的个体，这有利于建立更加人性化的医患关系。其次，叙事医学的实践能够提升医疗服务的人文关怀水平，使患者在疾病治疗过程中感受到更多的尊重和理解，从而提高患者满意度。再者，通过叙事医学的培训，医护人员能够更好地管理自己的情绪，缓解职业倦怠，增强职业幸福感，这对于维护医护人员的心理健康和提高医疗服务的可持续性具有重要意义。最后，该教材的应用有助于推动医学教育的改革，使医学教育更加注重人文素养的培养，促进医学人才的全面发展。

时至今日，叙事医学在中国已经取得了显著进展，包括在多所医学院校开设相关课程、建立研究中心、出版专业书籍和教材，以及在临床实践中的广泛应用。2022 年 11 月，中华预防医学会叙事医学分会成立，一年后制订完成《中国叙事医学专家共识（2023）》。共识形成了包含叙事医学的概念和价值、实践、研究等三部分内容的 21 条推荐意见。为了帮助初学者更好地了解叙事医学的基本概念和关注点，共识推荐使用《叙事医学基本概念的小红花模型》（版权登记号：国作登字 –2023–F–00069644）解释叙事医学的基本概念。该模型从叙事医学"22334"原则发展而来，具体内涵包括：培养叙事能力的"两工具"——细读和写作；实践叙事医学的"两工具"——医者的自我和在场；叙事医学的"三焦点"——共情、关联性和情感；"三要素"——关注、再现和归属；"四重关系"——医务工作者与患者、与自己、与同事和与社会的复合信任关系。

2023 年，南方医科大学杨晓霖教授结合中国国情，在地化发展和完善叙事医学，致力于构建中国叙事医学理论的逻辑和话语体系，创制出全国第一个"理论构建 – 医学教育 – 临床实践"三位一体专家团队研发的"中国医者叙事素养量表"等十几个相关量表[10]，提出临床叙事思维、人际叙事连接、叙事闭锁、叙事调节、叙事调解、叙事照护、叙事生态等关键词，发表《中国叙事医学与医者职业素养》[11]《医者叙事能力与职业发展》[12]《叙事医院管理》[13]《生命叙事的力量》[14]等多部专著，指导中国的临床实践，提升中国医院管理者、临床一线医护人员以及医学生等医务工作者的叙事素养和服务精神，切实提升患者和患者家属的就医体验和生命质量，提升患者满意度，打造有温度的医疗，促进医患和谐和社会进步。

同年，南方医科大学顺德医院举办"高等学校叙事医学实践教育联盟成立暨首届高质量发展语境下的中国叙事医学体系构建与实践研讨会"，发布纲领性文件《中国叙事医学体系构建共识》[15]，为叙事医学在地化发展提供了标准化、系统化的指导。同时成立高等学校叙事医学实践教育联盟，该联盟由在叙事医学领域有代表性的院校和科研院所等机构组成。联盟通过整合各方资源，搭建交流合作平台，共同探讨医院高质量发展、构建和谐医患关系的重要议题。这一里程碑事件对于标准化叙事医学教育、促进跨文化理解、加强研究合作、提升医疗服务质量、强化医患关系、推动医学教育改革、增强患者参与、应对医疗挑战及培养未来医疗领袖等方面具有深远影响。

中国叙事医学将以此为契机，向纵深方向发展。叙事医学相关分支学科，如叙事中医学、叙事肿瘤学、叙事全科医学、叙事妇科学、叙事产科学、叙事安宁疗护、叙事影像学、叙事儿科学、叙事神经学等将在未来五年得到长足发展[15]。通过建立叙事医学教育的标准和框架，联盟促进了医疗保健质量的提升，同时，也推动了医学教育的变革，使之更加关注人文关怀和患者为中心的护理模式。此外，联盟还为未来的医疗领导者提供了必要的叙事技能，助力他们更好地服务患者和社会，应对现代医疗系统的诸多挑战，如人口老龄化、慢性病管理及心理健康问题等。

叙事医学在中国的发展历程虽然起步较晚，但近年来已经取得了显著的进步。然而，要实现叙事医学在中国的本土化发展，还需要克服诸多困难，如医疗体制的改革、医生培训体系的完善等。未来，叙事医学在中国的发展仍有很大的潜力和空间。

三、叙事医学的现实意义

为应对人口老龄化、慢性病负担加重等健康问题，2016 年，中共中央、国务院印发了《"健康中国 2030"规划纲要》。该规划纲要旨在通过普及健康生活、优化健康服务、完善健康保障、建设健康环境、发展健康产业等多方面的努力，全面提升全民健康水平，实现人民健康为中心的理念。

2023 年，国家卫生健康委员会发布《改善就医感受提升患者体验主题活动方案（2023—2025 年）》，将"加强医疗机构人文建设""牢固树立'以病人为中心'的服务理念，规范医疗机构内服务用语、行为，增强医患沟通意识和能力，构建和谐的医患关系，打造'更有温度的医疗服务'"。韩启德院士认为："医学不仅仅是科学，它是有科学的艺术和有艺术的科学。疾病是什么？疾病就是痛苦，治病就是解决痛苦。痛苦都在一个个具体的人身上，所以医者要回应的是痛苦，是人。医学是人学，医道有温度。"在整合医学时代背景下，叙事医学将医学与文学、叙事、生命哲学等多个学科相融合，作为"大健康、大卫生"语境下健康传播和疾病科普的新媒介，将成为医院高质量发展的软实力和暖实力的标志[11]。

《中国叙事医学体系构建共识》提出"叙事医学"是以改善民众的生命质量，提升医疗机构管理质量为目的，通过提升大健康语境下的各大生命主体，包括医护患、患者家属和普通民众的叙事素养，让叙事在医院文化建设与传承、医护职业认同形成、人际沟通与危机化解、疾病诊断和照护、疾病告知与共同决策、身心全人健康调节、生老病死认知教育、健康促进与传播、安宁疗护和哀伤辅导等方面发挥积极动态作用的医学人文和临床实践落地模式[15]。

叙事医学作为一门跨领域学科，结合了医学、文学、心理学和社会学等多个学科的元素，其实践意义在于提供了一种全新的视角和方法，强化了医学人文关怀、促进了医患深入沟通、提高了医疗服务质量，进而更好地理解和处理医疗过程中的复杂性和多样性。叙事医学的引入，对于当代医疗实践具有重要的现实意义。

（一）提升医患沟通质量和医生共情能力

在现代医疗实践中，医患关系往往因为时间紧迫、技术导向等因素而变得疏远。叙事医学通过鼓励医生倾听和理解患者的故事，并通过写作和阅读练习，培养医生的共情力、同理心和沟通技巧。通过这种方式，医生能够更好地理解患者的内心世界，包括他们的恐惧、希望和梦想，这对于建立信任和深化医患关系非常关键，进而提高患者的满意度和治疗效果，在一定程度上缓解了医患冲突。

（二）增强医疗决策能力

叙事医学的核心在于通过患者的亲身经历来理解他们的健康问题，这种方法不仅有助于医生更好地把握患者的病情，还能让患者感到被尊重和理解。当患者感到被理解和尊重时，他们更愿意分享自己的健康信息和担忧，医生可以作出更加全面和个性化的医疗决策，这不仅有助于提高治疗的针对性和有效性，还能减少医疗错误和不必要的医疗干预。

（三）促进医疗团队和跨学科协作

叙事医学不仅关注医生与患者之间的关系，还强调医疗团队内部的沟通和协作。通过分享患者的叙述，团队成员可以更好地理解患者的整体情况，从而提供更协调一致的护理。叙事医学的实践鼓励跨学科合作，如文学、心理学、社会学等领域的专家与医学专业人士共同探讨如何改善医疗服务。这种合作有助于从不同角度理解和解决健康问题。

（四）提高医疗人文关怀

在叙事医学的框架下，医生不再是单纯的技术执行者，而是同时扮演着倾听者和理解者的角色，有助于培养医生的人文关怀精神，使他们更加关注患者的个人经历和情感需求。他们通过学习如何有效地倾听和解读患者的叙述，来发现那些可能不会出现在体检报告中的信息，这种方法在增强医患之间情感联系的基础上，使医疗服务更加人性化。

（五）消除医护人员职业倦怠

医学人文关怀不仅有助于患者的身心健康，也有助于提升医生的职业满意度和工作成就感。另外，医护人员通过反思自己和他人的故事，能够更好地理解自己的情感反应和职业挑战，从而找到应对策略，保持职业活力。此外，叙事医学也为医护人员提供了一种释放压力的方式，通过书写自己的经历，他们能够更好地处理工作中的压力和挑战[11]。有研究结果证明，利用叙事医学形成移情联系，可对卫生专业学生在职业认同、自我反思、情感宣泄和自我反思写作能力等方面产生积极影响。

（六）促进医学教育改革

叙事医学的引入促使医学教育更加注重培养学生的沟通技巧、同理心和批判性思维能力。这有助于帮助医学生从人文角度理解医学职业，提前培养与患者建立共情关系的能力，使其在未来医学职业中具备更全面的医疗技能和更深层次的患者关怀。

（七）提高医疗系统的可持续性

通过关注患者的叙述和需求，叙事医学有助于设计更加人性化和高效的医疗系统。这不仅能够提高患者的就医体验，还能提高医疗资源的利用效率，从而提高整个医疗系统的可持续性。

（八）推动医学研究

叙事医学的研究提供了从社会和心理维度深入揭示疾病形成和演进的途径，它开辟了理解和治疗疾病的新视角，丰富了医学认知。通过分析患者的叙述，研究者可以更好地理解疾病对个体生活的影响，从而开发出更有效的干预措施。

（九）改善医疗政策和系统

叙事医学的实践和研究可以为医疗政策制定提供依据，帮助设计更符合患者需求的医疗系统和服务体系。通过关注患者的叙述，政策制定者可以更好地理解患者的实际体验和需求，从而制定更人性化的医疗政策。

叙事医学的现实意义显著，它不仅促进了医疗服务质量的提升，增加了医患之间的信任程度，提高了医疗团队的协作效率，还为医学教育和医疗实践注入了更多的人文关怀和社会责任感。叙事医学的影响力正在快速稳步增长，它已经在医学教育和临床实践中占据了重要的位置。随着医学模式的不断演变和患者需求的日益多样化，未来，应进一步加强推广叙事医学的理念和实践，探索更多适应中国国情的应用模式，使之更好地服务于医疗行业和社会福祉。

第三节　叙事医学在临床科研中的价值

叙事医学论文在临床科研中扮演着至关重要的角色，它们通过讲述患者的故事，不仅促进了医患之间深刻的理解和共情，而且为医生提供了个人成长和职业发展的机会。

一、叙事医学的实践路径

叙事医学的实践路径涉及将文学和叙事技巧应用于医学教育和临床实践，包括叙事教育培训、叙事素养提升、叙事科研等方面，包括倾听和记录、共情与理解、多学科合作、个体化治疗、反思与持续学习、开展临床研究、培养叙事素养和推广叙事医学等。通过叙事研究，不断优化叙事医学的实践路径，进而使叙事医学成为提高医疗服务质量、促进医学人文教育和改善患者体验的重要工具。

（一）赋能医学教育，助推多维发展

在医学教育中引入叙事医学的课程，教授医学生如何倾听和理解患者的叙述，如何通过文学作品来理解疾病的人文维度，这包括倾听患者故事、阅读文学作品、案例研究，以及学习如何进行反思性写作等。"患者叙述的倾听和分析"是指在临床实践中，医生应主动倾听患者的叙述，理解他们的感受、担忧和需求；通过分析患者的叙述，医生可以更好地理解疾病的个人和社会影响，从而提供更全面的医疗服务。"反思性写作"是指医生和医学生通过写作来反思临床经历，包括写日记、病例报告、患者故事等。这种写作可以帮助医生更好地理解患者的经历，提高同理心和自我意识。小组讨论和案例分析是指医生分享和讨论临床经历，学习如何从患者叙述中提取重要信息，以及如何将这些信息应用于临床决策。通过上述叙事教育，助推形成"知识传授、能力培养和情感态度价值观的塑造"三位一体的教学目标体系，以促进医学生的全面发展[16]。

"师者，所以传道授业解惑也。"医学教育的使命不仅是传授技术和知识，更是塑造有责任感、有同情心的医疗专业人员，使他们能在复杂多变的医疗环境中提供全面的关怀，同时维护患方的尊严和权益。2009 年，Hojat 等发表在《医学理论》（*Academic Medicine*）上的一篇题为《医学院三年级的魔鬼》的论文，深入探讨了未来医生的同情心缺失问题，大约升入医学院三年级起，学生们的同情心逐渐弱化，并开始用更专业的医学视角审视问题[17]。为防止"共情"这一宝贵品格的灭绝，扭转"科学至上，共情缺失"的趋势，让未来不必陷入"工厂流水线"，医学人文教育领域的重要趋势就是将叙事医学深度融于医学教育，这是丽塔·卡伦教授倡导叙事医学、提升叙事能力的初衷，也是叙事医学进阶的标志[18]。这一教育理念的实践在全球范围内得到了广泛认可，许多医学院校已将其纳入课程体系，成为医学教育的重要组成部分。哥伦比亚大学医学院自 2001 年起，就开设了叙事医学课程，成为全球叙事医学教育的先驱之一。北京大学医学部也于 2010 年启动了叙事医学教育项目，将叙事医学理念融入医学教育中，通过开设叙事医学课程、举办叙事医学工作坊和研讨会，以及建立叙事医学研究中心，致力于培养具有人文素养的医学人才。该项目强调医学生应具备倾听和理解患者故事的能力，通过反思性写作和文学阅读，来提升其临床决策的敏感性和同情心。此外，项目还鼓励医学生参与社区医疗服务，通过与患者直接交流，加深对社会、文化因素在疾病发生发展中的影响的理解，从而在临床实践中更好地应用叙事医学的理论与方法。2020 年，人民卫生出版社推出了第二轮国家卫生健康委员会住院医师规范化培训规划教材，郭丽萍教

授等创作的《叙事医学》位列其中，这是医学教育领域的一个重要里程碑，不仅体现了叙事医学在理论和实践上的成熟，也预示着未来医学教育将更加重视人文关怀和沟通技巧的培养。

在临床实践中，医生往往需要面对复杂的人际关系和伦理困境，叙事医学教育能够帮助医学生学会如何在这些情境中作出道德决策，如何在医疗过程中保持同情心和尊重，如何在面对失败和不确定性时保持坚韧和乐观。此外，叙事医学教育还能帮助医学生学会如何在快节奏、高压力的医疗环境中保持心理健康；如何在职业生涯中不断自我反思和成长。对于提升医生的职业满意度，减少职业倦怠，促进医生的个人成长和专业发展具有重要意义。

（二）提升叙事素养，丰富临床实践

提升叙事素养是指增强个人在叙述、理解和分析故事方面的能力。在医学教育中，加强叙事医学的培训，提升医学生的人文素养和职业素养，有助于培养具有高度同情心和责任感的医护人员。通过培养同理心、文本细读、反思性写作、参与批评和讨论、观察和分析影视作品、学习叙事理论和语言表达等，提升叙事能力。通过上述方法的持续实践和练习，逐步增强个人的叙事素养，提升在各种情境下有效叙述和理解故事的能力。古今中外的经典著作浩如烟海，文本细读要求医者对他们进行细致、深入、批判性的分析，从而领悟文字背后的情感和隐喻，洞悉患者叙述的文化习俗背景，尝试从文学作品中换位思考，置身事内，提高共情能力的同时，对角色及环境拥有全面立体的认识。

荀子名篇《劝学》有言："积土成山，风雨兴焉；积水成渊，蛟龙生焉；积善成德，而神明自得，圣心备焉。"现代医学教育之父威廉·奥斯勒认为，清晰的头脑可以通过学习科学知识和技术实现，但是培养和善内心与叙事素养的唯一途径是文学阅读。从经典文学作品里，医学生能感受到人性和道德的力量[14]。对于奋战在一线的医护人员而言，逐步增加阅读量，尤其是涉猎文学、心理学、哲学等人文社科类书籍，会让审视临床工作的视角更加细密，"心有猛虎，细嗅蔷薇"。

文学作品通过描写丰富多样的人物内心世界，培养医护人员的同理心，使他们能够更深刻地理解并共鸣于患者的情感与需求。同时广泛的阅读能够极大提升医护人员的语言表达和沟通技巧，自然流露的人文关怀可以营造温馨和谐的医患关系。哲学、心理学等著作的阅读则深化了对人性复杂性的理解，在应对不同患者时，适时调整策略，有效减少或避免医患冲突。正如《非暴力沟通》所言："当对方给予反馈，表达我们的感激。如果对方不愿意反馈，倾听她的感

受和需要。我们越是倾听他人语言背后的感受和需要，就越不怕与他们坦诚地沟通。我们最不愿意示弱的时候往往是因为担心失去控制想显得强硬的时候。"

此外，阅读促使医护人员反躬自省，不断审视并调整自己的价值观和行为模式，从而实现自我成长。诚如药王孙思邈在《大医精诚》中所说："夫为医之法，不得多语调笑，谈谑喧哗，道说是非，议论人物，炫耀声名，訾毁诸医，自矜己德。"医者叙事素养的提高，不仅能诊治疾病，更能读懂病痛背后的故事，为下一步沟通、诊疗提供思路方法，构建和谐医患关系。

反思性写作，也可以称为平行病历写作，是叙事医学的核心实践之一。2023 年，中华预防医学会叙事医学分会发布了《平行病历书写专家共识（2023）》，奠定了书写规范和标准。不同于传统病历书写，平行病历鼓励医护人员通过书写自己的临床经验和情感反应，来加深对患者故事的理解和同情。这种方法要求写作者不仅描述事件，还要探索这些事件对自己和他人产生的影响，以及它们如何塑造个人的职业身份和价值观。在临床研究中，研究者可以通过访谈、问卷调查、日记记录等方式收集患者的故事。这些故事可以是关于患者的生活经历、疾病体验、治疗过程中的感受等。

通过定性研究方法，如内容分析、主题分析等，研究者可以识别出患者故事中的关键主题和模式，从而为临床决策提供依据，旨在促进个人成长、专业发展和医患关系的深化。通过反思性写作，医护人员能够更好地理解患者的生活经历，提升临床决策的敏感性和同情心，同时也有助于减轻职业倦怠，增强职业满足感。这种写作实践将个人情感与专业责任相结合，促进了医学实践中的道德反思和人文关怀[19]。

（三）加强科学研究，促进纵深发展

通过叙事医学的方法，研究者可以收集和分析患者的叙述，这些叙述往往包含了丰富的细节和深层次的信息。这有助于科研人员深入挖掘疾病背后的社会、心理和文化因素，从而增强研究的深度和广度。叙事医学的科研方法主要包括定性研究、案例研究等，往往采用故事叙述的方式，这些方法能够捕捉到传统定量研究难以捕捉的细节和深度，通过分析患者的故事，研究者可以发现新的研究问题、探索疾病的社会文化背景，以及患者对治疗的个人体验，使得研究成果更加生动、易于理解，也明显提高了研究的传播力和影响力。通过叙事，医学不再仅是生物科学，更成为一种人文艺术，强调医生与患者共同构建疾病与治疗的意义，促进医疗决策中的人性化发展。

科研在叙事医学的纵深发展中扮演着至关重要的角色，系统的研究能够深化研究者对叙事医学核心原则的理解，推动理论与实践的创新结合，并为叙事医学在临床教育和实践中的应用提供科学依据。科研活动有助于识别叙事医学在提高患者满意度、增强医患沟通以及优化医疗决策中的具体作用，从而促进医疗服务质量的整体提升。此外，科研还能够揭示叙事医学在不同文化和医疗体系中的适应性和普适性，为全球医疗实践提供多样化的解决方案。随着叙事医学研究的深入，新的教育模式和临床工具的开发将成为可能，这些都将极大地推动叙事医学成为现代医学教育和实践不可或缺的一部分。

二、叙事医学在临床科研中的价值体现

叙事医学研究推动了循证医学与人文关怀的有机融合，丰富了医学教育的内涵，拓展了医疗服务的领域，通过具体的临床案例为其他医疗工作者提供学习和参考，促进最佳实践的传播，但在我国仍处于起步阶段。叙事医学的临床实践和研究提升了医疗服务的温度，营造了一个更加温馨和富有同情心的医疗环境，从而提高了患者的满意度和整体治疗体验。总之，叙事医学相关科研工作在提升医疗质量、增进医患关系以及推动医学教育和研究方面发挥了不可或缺的作用。

（一）提供全面的患者视角，增强医患沟通

叙事医学是一种方法论，根据"小红花模型"，它包括"四重关系"，即医务工作者与患者、与自己、与同事和与社会的复合信任关系。叙事医学与循证医学是一对"和谐的夫妇"[20]，具备叙事素养的医生能够更好地理解患者的故事和经历，从而建立更深层次的医患关系。这种理解有助于提高患者对治疗方案的依从性，因为患者感到被尊重和支持，更愿意遵循医嘱。

叙事医学鼓励研究者深入理解患者的个人经历、情感状态和生活背景。这种全面的视角有助于科研人员更准确地评估治疗效果，理解患者对疾病和治疗的主观体验，分析治疗对患者生活质量的影响，揭示患者在疾病过程中的心理、情感和社会需求，从而在科研中设计出更符合患者实际需求的干预措施。叙事医学强调医生倾听患者的故事，这有助于改善医患之间的沟通。良好的沟通能够减少误解和冲突，提高医疗服务的质量和患者满意度，并建立医患信任关系，促进患者参与研究的积极性和依从性。

（二）强调个性的临床决策，促进整体化医疗

叙事医学着重全面关注患者，通过倾听患者对疾病经历和身心感受的叙述，揭示疾病如何影响患者的生理健康、心理状态以及社会生活，从而为医疗实践提供了一个更全面的理解框架。医生通过倾听患者的故事，发现患者的详细背景信息以及在治疗过程中可能遇到的非医学问题，如心理压力、社会支持、经济负担、特定治疗方式的需求、对心理支持的需求等，这些因素都是传统医学模式中可能被忽视的。这种全面的视角帮助医生更准确地判断病情，并发现潜在的病因，有助于开发新的干预措施或改进现有的治疗方案，作出更加个性化和精准的临床决策。另外，患者的故事往往还包含对治疗过程的描述，包括治疗的不良反应、治疗的可接受性、治疗的依从性等。这些故事可以揭示治疗过程中存在的问题，如药物的不良反应、治疗方案的适应性等，从而为医学研究提供新的研究方向。

叙事医学强调个体差异和患者独特的生活经历。在科研中，这种关注可以推动个性化医疗的发展，使治疗方案更加贴合患者的具体情况，提高治疗效果。叙事医学的实践有助于提升医疗服务的整体质量。通过关注患者的故事和经历，医疗机构能够更好地满足患者的需求，提高患者的整体满意度和治疗效果。

（三）打破传统的医学壁垒，推动交叉融合

叙事医学鼓励医护人员与其他专业人员（如心理学家、社会工作者等）合作，共同为患者提供全面、个性化的治疗方案。这有助于打破传统医学领域的壁垒，推动多学科交叉融合。叙事医学有助于挖掘患者故事中的潜在信息，为临床研究提供丰富的定性数据，以及新的视角和方法，进而为临床决策提供依据。韩启德院士认为："提出叙事医学，并不是要发展另外一种医学，而是要强调叙事在医学中的重要性，医者在工作中应该重视叙事。"通过分析患者的故事和经历，研究人员可以发现新的研究问题，探索疾病的社会和心理影响，从而推动医学研究的发展。叙事医学的研究往往需要跨学科合作，包括医学、心理学、社会学、哲学等。这种跨学科的合作有助于从多角度理解疾病和健康问题，整合不同领域的知识和技能，为患者提供更加全面的医疗服务，同时在科研中促进不同学科之间的交流和融合，从而发现新的研究问题和研究方向。

叙事医学认识到，疾病和健康不仅受生物学因素影响，还与社会环境和文化背景密切相关，需要全面理解患者的内心世界、情感体验以及社会因素对其产生的影响。医护人员需要提升人文关怀能力，增强对患者的心理状态、情感

反应和疾病社会维度的研究，以更好地设计治疗方案和提高患者满意度，并制定更有效的公共卫生策略。叙事医学强调在医疗决策中考虑患者的个人价值观和偏好，这要求医生在实践中不断反思和评估自己的伦理立场和决策过程，以提高医生的职业素养和道德判断力。叙事医学通过分析患者故事和文学作品中的疾病描述，帮助医生和研究人员理解疾病的人文维度，这种结合不仅丰富了医学教育和临床实践，还为研究提供了新的视角和方法。艺术治疗和表达性写作等艺术形式被用于帮助患者表达情感和经历，促进康复，这种跨学科的实践有助于提高患者的整体福祉。随着信息技术的发展，叙事医学的研究和实践也越来越多地利用数字工具和平台，比如通过电子健康记录系统分析患者的叙述，或者使用社交媒体平台收集和分析患者故事。

推动广泛的学科交叉是现代科学研究的一个重要趋势，它可以促进知识的整合和创新，解决当前社会面临的复杂问题。叙事医学可以有效地促进学科交叉融合，拓宽研究思路，进而推动医学科学的发展，促进对健康和疾病更全面的理解。

理想的医患关系应当是一种基于相互尊重、信任和共情的合作伙伴关系。在这种关系中，医生和患者彼此尊重对方的人格与权利，医生通过专业能力和诚信赢得患者的信任，而患者则以积极的合作态度回应。双方通过开放、诚实的沟通，确保信息的准确传递与理解，医生用患者能理解的语言解释病情和治疗方案，倾听患者的担忧和需求，患者则表达自己的期望和疑虑。这种关系不仅促进了治疗效果，还增强了患者的心理健康，共同营造出一个支持性、理解性和合作性的医疗环境，是现代医疗体系中不可或缺的基石。

然而，古有扁鹊见蔡桓公，有曹操杀华佗，都是患者对疾病认知的偏差、对医生建议的不信任以及对自身健康的忽视导致的医患关系紧张，最终两败俱伤的实例。进入现代社会，医患关系的紧张态势依然存在，甚至在某些方面有所加剧。医患关系的紧张放大了公众对医疗行业的负面看法，导致医患之间的互信进一步受损，对社会稳定和医疗服务质量产生了不利影响。它不仅增加了医疗工作者的职业风险，还可能导致医疗资源的浪费和医疗服务效率的下降。在一些极端情况下，医患冲突甚至可能演变成暴力事件，威胁到医疗工作者的人身安全，破坏了医疗机构的正常运作。

叙事医学不仅关注疾病本身，还关注疾病对患者生活的影响，这有助于改善医患关系、培养医疗从业者的人文情怀，增强医学研究的社会意义。通过研究患者的故事，科研人员可以更好地理解疾病的社会影响，为公共卫生政策的制定提供依据；医学生和医生能够更好地理解患者的心理和情感需求，提高他们的沟通能力和同理心，从而在未来的临床工作中提供更加全面和人性化的医疗服务。

综上所述，叙事医学在临床科研中的价值关键在于它能够提供更为全面的患者视角，促进患者参与和赋权、加强医患沟通、培养人文精神、促进学科交叉，进而拓宽研究的深度和广度、增强研究的伦理意识、改善临床决策和治疗策略、增强研究的传播力和创新性，进而推动医学教育和专业发展，这些价值共同推动了医学教育和临床专业的发展与进步，从而更好地服务于患者和医疗实践。

（杨志芬，朱潇雄，杜丽佳，房静）

参考文献

［1］张小澍，丁福康，潘书文，等. 医学模式的转变与循证医学［J］. 医学与哲学，2005，26（2）：64-64，66.

［2］杨晓霖. 医学和医学教育的叙事革命：后现代"生命文化"视角［J］. 医学与哲学：人文社会医学版，2011，32（9）：65.

［3］Charon R. Narrative Medicine：A Model for Empathy，Reflection，Profession，and Trust［J］. JAMA. 2001，286（15）：1897-1902.

［4］Kleinman A. 疾痛的故事：苦难、治愈与人的境况［M］. 方筱丽，译. 上海：上海译文出版社，2018：3，255.

［5］Thoms K. 患者的意义：医生和患者不同观点的现象学探讨［M］. 邱鸿钟，陈蓉霞，李剑，译. 青岛：青岛出版社，2000：37.

［6］Williams G. The genesis of chronic illness：narrative re-construction［J］. Sociol Health Illn，1984，6（2）：175-200.

［7］Charon R. Narrative medicine：form，function，and ethics［J］. Annals of Internal Medicine，2001，134（1）：83-87.

［8］韩启德. 医学的温度［M］. 北京：商务印书馆，2020.

［9］曾祥敏，杨丽萍. 叙事学视角下"中国故事"的话语转场、建构与创新［J］. 传媒观察，2024（04）：45-54.

［10］杨晓霖，贾宇哲，赵崇晔，等. 医者叙事素养量表的编制及信度效度检验［J］. 医学与哲学，2023，44（21）：39-44.

［11］杨晓霖. 中国叙事医学与医者职业素养［M］. 广州：广东高等教育出版社，2023.

［12］杨晓霖. 医者叙事能力与职业发展［M］. 广州：广东高等教育出版社，2023.

［13］杨晓霖. 叙事医院管理：从精益管理到价值共生［M］. 广州：广东科技出版社，2023.

［14］杨晓霖. 生命叙事的力量［M］. 广州：广东科技出版社，2024.

［15］杨晓霖. 中国叙事医学体系构建共识［J］. 中国医学伦理学，2023，36（11）：1177-1179.

［16］Liao HC，Wang YH. Narrative Medicine and Humanities for Health Professions Education：an Experimental Study［J］. Med Educ Online，2023，28（1）：2235749.

［17］Hojat M，Vergare M，Maxwell K，et al. The Devil is in the Third Year：a Longitudinal Study of Erosion of Empathy in Medical School［J］. Acad Med，2009，84：1182-1191.

［18］王一方. 步入深水区的叙事医学［J］. 医学与哲学，2021，42（23）：8-11.

［19］杨晓霖，宝令玉，高玮. 叙事素养提升的两大工具：文本细读与反思性写作［J］. 叙事医学，2022，5（04）：261，270-275.

［20］M.G. Marini. 叙事医学：弥合循证治疗与医学人文的鸿沟［M］. 李博，李萍，译. 北京：科学出版社，2015.

第二章
叙事医学的质性研究

叙事医学（narrative medicine）是一种由叙事能力所实践的医学，核心在于挖掘个体的叙事能力。叙事医学将叙事和医疗实践结合起来，整合了医学的专业性与普世性，为科学与人文之间的交流开辟通道。因此，叙事医学是一种强调患者叙述重要性的医学实践方法，旨在通过倾听和理解患者的故事来改善医疗效果和患者体验。

叙事医学强调患者的故事在医疗过程中的重要性，因此，质性研究在叙事医学中起着关键作用，质性研究是以研究者本人作为研究工具，在自然情境下采用多种资料收集方法对社会现象进行整体性探究，使用归纳法分析资料并形成理论，通过与研究对象互动，对其行为和意义建构获得解释性理解的一种活动。质性研究能深入探讨复杂的人类体验和社会现象，关注个体体验，通过探索和理解患者的故事，提升医疗实践的整体效果。

质性研究在叙事医学中主要关注以下几个方面。

（1）患者故事的收集：通过深入访谈、观察和文献分析等方法，收集患者的个人故事和经历。这些故事能够揭示患者在疾病过程中的感受、看法和应对方式。

（2）意义构建：质性研究帮助医疗专业人员理解患者故事背后的深层意义，包括患者对疾病的理解、对治疗的期望以及生活中的挑战。

（3）关系的建立：通过倾听患者的叙事，理解患者的行为，与患者达到共情，医疗工作者能更好地建立与患者之间的关系，从而提高医疗服务质量和患者满意度。

（4）反思实践：质性研究鼓励医疗专业人员反思自己的医疗实践行为，认识到患者的经验对医疗决策的重要性，从而促进更加人文的医疗服务。

叙事医学的质性研究方法涵盖研究设计、资料收集、资料分析以及民族志的应用。

第一节　研究设计

在叙事医学的质性研究中，研究设计是整个研究过程的基础。主要的研究模式包括构建主义模式、批判理论模式和互动模式。

一、构建主义模式

构建主义模式认为人类的认知和行为是通过社会互动和文化背景中的叙述建构而成的，知识是通过人们的互动和经验而构建的。在叙事医学中，这种模式关注患者的故事，强调这些故事在理解疾病、治疗和康复过程中的重要性，强调理解患者的主观体验和叙述，通过患者和医生之间的互动来构建新的医学理解。

1. 构建主义模式的特点

构建主义模式不追求普遍的真理，而是关注个人和群体的独特体验，研究者与被研究者之间的互动是知识构建的核心，其具有以下特点。

（1）主观性：构建主义模式强调个体的主观体验，关注个人如何理解和解释自己的健康状况和生活经历。

（2）背景依赖性：个体的叙述受其社会、文化和历史背景的影响，背景不同的人可能会有不同的理解和叙述方式。

（3）互动性：这一模式强调医生与患者之间的互动，通过倾听和理解患者的故事，医生能够获得更全面的病历信息和患者的需求。

（4）动态性：个人的叙述是一个动态过程，随着时间的推移和经历的变化，个体对自身故事的理解和叙述也会发生变化。

在叙事医学的实践中，采用构建主义模式可以增强医疗过程的以人为本，促进医患之间的沟通与理解。通过叙事，个体能够对自己的经历进行反思，从而生成新的理解和意义，帮助他们更好地应对健康挑战。

2. 构建主义模式的适用方向

叙事医学质性研究中的构建主义模式主要关注个体如何通过叙述和故事构建意义，适用于探讨患者特定疾病体验、罹患特定疾病和生活背景对健康的影响，包括以下方向。

（1）患者经历：研究患者的疾病经历、治疗过程和康复故事，理解他们如何看待自己的健康状况及其与医疗体系的互动。

（2）医患沟通：分析医务人员与患者之间的交流，探索如何通过叙述改善沟通效果，提高患者依从性和满意度。

（3）医疗决策：研究患者在医疗决策过程中的故事，理解他们在选择治疗方案背后所持有的原则。

（4）医疗教育：在医学生和专业人员的教育中，利用叙事方法反思和讨论伦理道德问题，增强共情和人文关怀。

（5）心理健康：探索患者在心理健康领域的叙述，帮助理解心理疾病的社会和文化背景。

（6）公共卫生：通过叙述分析，评估公共卫生干预的效果以及社区对健康信息的反应。

构建主义模式强调个体的主观体验和社会文化背景，因此在以上领域能够提供深刻的见解，帮助改进医疗实践和政策。

二、批判理论模式

批判理论模式源于法兰克福学派，旨在揭示和挑战社会中的权力关系和不平等。叙事医学中的批判理论模式是一种整合批判理论和叙事研究方法的学术模式，主要应用于医学和健康相关领域。该模式关注患者、医疗专业人员和社区的故事和经历，通过批判性视角分析这些叙事，以揭示和挑战隐藏的权力结构和社会不公，也就是说，叙事医学批判理论模式更关注医疗系统中的结构性不平等和患者的边缘化经历。

1. 批判理论模式的特点

叙事医学质性研究中，批判理论模式是一种结合叙事方法和批判理论的研究方法，用于理解和分析医疗实践中的复杂社会关系和权力动态。它通过收集和分析个人和群体的叙事，揭示健康和疾病在社会、文化、经济和权力结构中的表现。该模式强调政治、经济和社会因素对健康的不平等影响，研究者通常具有变革的目标，希望通过研究推动社会公平。其具有以下特点。

（1）批判性视角：关注权力关系和社会不公，质疑现有的医疗实践和政策，探索其背后的社会、政治和经济动因。

（2）叙事方法：通过收集和分析参与者的故事和个人经历来获取深层次的理解，重视患者和医护人员的主观体验。

（3）多学科结合：融合了社会学、人类学、心理学和文学研究等多个学科的理论和方法，提供丰富的分析框架。

（4）反身性：研究者在研究过程中保持自省，意识到自身的偏见和立场，力求在研究中保持透明和公平。

（5）行动导向：不仅关注理论探讨，还致力于推动社会变革和实践改进，旨在通过研究结果促进更加公正和人性化的医疗实践。

2. 批判理论模式的适用方向

基于以上特点，叙事医学批判理论模式适用于研究医疗系统中的种族、性别、阶级等因素对患者体验的影响，包括以下几个方向。

（1）患者体验研究：通过收集和分析患者的疾病和治疗经历，揭示医疗系统中的不公平和不足，提出改进建议。

（2）医疗专业人员研究：研究医护人员的职业经历和挑战，理解和改善他们的工作环境和职业满意度。

（3）健康政策分析：通过批判性分析现有健康政策，揭示其对不同社会群体的影响，推动政策改革。

（4）社区健康研究：关注社区健康问题，通过社区成员的叙事揭示公共卫生领域的社会不公，促进社区健康发展。

（5）跨文化医疗研究：研究不同文化背景下的健康和医疗实践，理解文化差异带来的挑战，促进跨文化理解和合作。

叙事医学质性研究批判理论模式不仅可以帮助研究者更好地理解健康和疾病的社会维度，还为推进更公平和有效的医疗实践提供了有力工具。

三、互动模式

互动模式关注个人与社会之间的动态互动，注重情境和过程中的意义形成。在叙事医学中，这种模式指在医疗情境中，通过收集和分析患者的故事、医患互动记录等质性数据，深入理解患者的经历、情感和需求，进而改善医疗实践的研究方法。互动模式揭示了医生与患者之间的互动如何影响医疗决策和患者的健康体验，其关注微观层面的互动过程，通过细致的观察和分析揭示人际互动中的复杂性。其具有以下特点。

1. 互动模式的特点

（1）深度理解：通过深入的访谈、观察和记录，获得患者和医护人员的一手经验和情感。

（2）个性化关注：注重个体差异，关注每个患者的独特故事和背景，而不是仅仅依赖统计数据和普遍规律。

（3）共情与反思：鼓励医护人员通过倾听患者故事，培养共情能力，同时反思自己的医疗实践。

（4）多元数据来源：数据不仅限于访谈记录，还包括观察笔记、日记、病历和信件等多种形式。

（5）非结构化形式：研究设计通常较为灵活，不拘泥于固定的研究框架，允许研究者根据实际情况调整方法和方向。

2. 互动模式的适用方向

在叙事医学质性研究中，互动模式适用于医疗咨询过程和医患互动沟通模式，包括以下几个方向。

（1）医患沟通改进：通过了解患者的故事和感受，提升医护人员的沟通技巧和共情能力，改善医患关系。

（2）医疗教育：在医学教育中，引入叙事医学质性研究方法，培养未来医生的沟通能力、共情和反思能力。

（3）疾病管理：帮助医护人员理解患者的生活背景和心理状态，从而制订更为个性化的治疗和护理方案。

（4）心理支持：通过倾听和记录患者的故事，为其提供心理支持和情感疏导，减轻心理压力和焦虑。

（5）政策制定：为医疗政策的制定提供丰富的质性数据支持，使政策更加贴近患者的实际需求和体验。

叙事医学质性研究互动模式通过关注患者的个人故事和体验，提供了一种更具人文关怀的医疗实践方法，有助于提升整体医疗质量和患者满意度。

第二节　资料收集

叙事医学质性研究重在通过患者、医生等相关人员的叙事来理解疾病经历及其对生活的影响。资料收集是质性研究中至关重要的一环，主要方法包括访谈、焦点团体访谈和观察。

一、访谈

访谈（interviews）是质性研究中最常用的方法，作为一种研究性交谈，是研究者通过口头谈话的方式从被研究对象那里获取一手资料的一种研究方法。

通过开放式问题与受访者进行深入对话，探讨其个人经历、感受和观点，访谈内容详实、生动，能捕捉到丰富的个人叙事，适用于需要深入了解患者或医务人员个人经历、情感和对特定事件或过程看法的研究。例如，探讨慢性病患者的生活质量及其应对策略。常用的访谈方法包括以下 3 种。

（1）结构性访谈：有预设的问题，便于比较不同受访者的回答。

（2）半结构性访谈：有一些预设问题，但允许根据对话进行调整和扩展。

（3）非结构性访谈：完全开放的对话，受访者主导对话方向。

二、焦点小组讨论

焦点小组讨论（focus group discussions）是小组成员围绕特定主题进行讨论，互动性强，能通过群体动态收集多样化的观点和经验，能够观察到群体间的共识与分歧。这种方法通过小组讨论的形式获取资料，互动性强，能够激发参与者之间的讨论和观点碰撞，适用于需要收集多方观点、比较群体间差异或共识的研究，以及探讨群体的共同经验和观点。例如，评估不同患者群体对某种治疗方案的看法，研究患者群体对特定医疗服务或政策的看法。

三、观察

观察（observation）是通过直接观察参与者的行为和互动来收集资料，分为参与观察和非参与观察。

（1）参与观察：研究者通过参与并观察研究对象的日常生活或工作环境，直接获取行为、互动和环境的第一手资料，能捕捉到言语之外的非言语信息。这种方法中，研究者成为观察情境的一部分，可深入了解内部观点，适用于研究日常实践和互动模式的研究。例如，观察医院病房内的医患互动和护理流程。

（2）非参与观察：研究者保持旁观，避免干扰被观察者的自然行为。

四、日记法

日记法（diary method）要求研究对象记录自己的日常生活和经历，从而提供连续的、长期的资料。参与者的自我报告能反映出其在自然环境中的真实感受和行为。该方法适用于需要长期跟踪个人经历或情感变化的研究。例如，记录癌症患者化疗期间的心理变化和生活调整。

五、叙述分析

叙述分析（narrative analysis）以文本形式记录和分析个人的口述历史、生活故事或疾病历程，重点在于理解叙事背后的意义和结构，可揭示个人如何通过叙事构建和理解自身经历。该方法适用于探讨个人如何构建和传达疾病经历的研究。例如，研究抑郁症患者如何叙述自己的康复过程；接受手术的患者围术期对自身经历的体验。

六、档案和文献分析

档案和文献分析（document and literature review）通过分析已有的文献、病历、医疗记录和政策文件等资料，获取二手数据，补充和验证其他研究方法的信息。该方法适用于需要结合历史和政策背景进行分析的研究。例如，研究某种疾病在不同历史时期的治疗方法和效果。

在叙事医学质性研究过程中，每种资料收集方法都具有其独特的优势和适用范围，研究者需要根据研究问题、研究对象和资源条件选择最合适的方法，或结合多种方法进行综合研究，以获得全面丰富的资料。

第三节　资料分析

一、资料分析的步骤

资料分析是质性研究的核心，包括阅读原始资料、登录、寻找本土概念、建立编码和归档系统等步骤，通过系统的步骤将收集到的资料进行整理、分析，选择合适的方法将叙事资料转化为有意义的结论。

1. 阅读原始资料

在阅读原始资料时，要尽量全面理解参与者的叙述，关注细节和情感，避免先入为主的观点，为了更好地把握内容的深度和复杂性，建议多次阅读原始资料，熟悉数据内容，初步形成对资料的整体理解。在阅读过程中，记录下研究者的初步反应和想法，以便后续分析时参考。

2. 登录

登录是指对原始资料按照主题、时间或其他标准进行分类和标记，并为每类资料赋予标记，便于后续的分析。在该步骤中，确保将数据系统化地记录在适当的工具中，如电子表格或质性分析软件，在记录时要保持一致性，确保每个数据点的记录格式相同，方便后续分析，同时要注意保护参与者的隐私，确保记录中不包含可识别的个人信息。

3. 寻找本土概念

本土概念是指受访者在叙述中使用的独特术语和概念，这些概念反映了他们的文化和经验背景，该步骤通过识别和记录本土概念，理解其在叙述中的具体含义。在寻找本土概念时，应保持对研究对象文化和背景的敏感，尊重参与者的表达方式和理解，保持开放的心态，以便识别出参与者所使用的独特术语和概念，不要强加外部框架，可考虑与研究团队的成员讨论，以获取不同的视角和见解。

4. 建立编码和归档系统

编码是将资料分解成有意义的单位，并赋予每个单位标签。归档系统则是对编码进行系统化整理。具体步骤包括制订编码方案、分配编码、建立系统化的归档结构。在开始编码之前，需要制订明确的编码规则，以确保分析过程的系统性和一致性；在进行编码时，保持灵活性，在深入分析数据的过程中可能需要不断调整编码体系；数据归档时，确保编码和数据归档的系统化，便于未来查找和使用，保持良好的文档管理。

二、常见的资料分析方法

在资料分析过程中，类属分析和情景分析是两种常见的资料分析方法。

1. 类属分析（thematic analysis）

类属分析是一种系统识别、分析和报告数据中的主题（或称为"类属"）的方法，通过将编码后的资料进行归类，识别、描述并寻找共同的主题和模式。通过这一过程，研究者可以发现数据中反复出现的模式和意义。类属分析具有以下特点。

（1）系统性：类属分析需要系统地对数据进行编码，并识别出关键主题。

（2）灵活性：它可以应用于多种类型的数据（如访谈、日记和观察记录等）。

（3）深度理解：通过识别和分析主题，研究者可以深入理解参与者的经历和观点。

（4）反复迭代：通常需要多次阅读数据，反复进行编码和主题修订，以确保对数据的全面理解。

类属分析适用于各种质性研究，特别是在需要识别和理解参与者经历中的共性和差异时，例如，了解患者对某种治疗的普遍感受、识别医疗实践中的常见问题等。

2. 情景分析（narrative analysis）

情景分析是一种关注叙事结构和内容，以理解参与者如何通过叙事构建和解释其经历和意义的方法。它不仅关注叙事者"说了什么"，还关注"如何说的"，是对资料中具体情境的详细描述和分析，探讨情境中的互动和意义形成。进行情景分析时，可选择关键情境进行深入分析，揭示情境中的复杂互动和意义。情景分析具有以下特点。

（1）结构分析：情景分析强调叙事的结构，如情节、角色和时间顺序等。

（2）情境化理解：情景分析重视叙事发生的具体情境，关注叙事者的背景、意图和受众。

（3）整体性：情景分析通常以个案为单位，整体理解每一个叙事，而不是将其分解为独立的主题。

（4）互动性：情景分析注重叙事者和听众之间的互动，以及叙事在社会和文化背景中的意义。

情景分析适用于需要深入理解个体经历和意义建构的研究，例如，研究患者如何讲述和理解其疾病经历、医生与患者之间的互动故事等。

类属分析适用于识别和分析数据中的共性主题，具有系统性和灵活性，适合广泛的质性研究。情景分析注重叙事的结构和情境，适用于深入理解个体经历和意义建构的研究。两种方法各有特点和优势，研究者可以根据研究目的和数据特性选择合适的方法，或者结合使用以获得更全面的理解。

第四节　民族志的研究方法与应用

民族志是一种深入探讨文化和社会现象的质性研究方法，主要用于深入了解特定文化或群体的生活方式、习惯和信仰，强调长期的田野调查和参与观察。民族志在叙事医学中的应用具有独特优势，能够深入理解患者的文化背景和医疗体验。

一、民族志的研究方法

1. 田野调查（fieldwork）

田野调查是一种深入社会和文化背景中，直接观察和参与被研究群体日常生活的研究方法。它是民族志研究的核心方法之一，研究者在实际环境中长期停留，深入了解研究对象的生活和文化，从而获得关于特定文化或社会群体的详细和深刻的理解。

叙事医学关注患者个人的健康和疾病经历，通过田野调查可以深入了解患者及其家庭、社区生活环境和社会关系，收集他们的健康故事和生活经历。

田野调查的具体步骤包括以下 7 个方面。

（1）选择研究场所：可以是医院、诊所、患者的家庭或社区。

（2）建立信任关系：与患者及其家属建立信任关系，确保他们愿意分享个人故事。

（3）深入访谈：进行深度访谈，了解患者的病史、治疗过程、心理状态和社会支持情况。

（4）观察和参与：观察患者在日常生活和医疗环境中的行为，参与他们的活动，获得更全面的信息。

（5）记录叙事：详细记录患者的口述历史和生活故事，特别是与健康和疾病相关的经历。

（6）数据分析和解读：对收集到的叙事数据进行分析，寻找其中的主题和模式，理解患者的医疗体验和需求。

（7）撰写报告：将研究结果撰写成报告，呈现患者的健康叙事，并提出相应的医学或社会建议。

通过田野调查，研究者能够深入了解患者的生活环境和社会背景，从而更加全面地理解他们的健康需求和医疗体验，这种方法可以为改善医疗服务提供重要的质性数据支持。

2. 参与观察（observation）

研究者深入研究对象的日常生活中，通过参与其活动来获取第一手资料，也可以在医疗环境中观察医患之间的互动，了解医生和患者之间的沟通方式，以及这些互动如何影响患者的体验和治疗效果。这种方法强调研究者的沉浸式体验，能够获得对文化和行为的深刻理解，揭示社会互动和文化背景如何影响个体的体验和行为。

3. 深度访谈（in-depth interview）

通过与研究对象进行一对一的深入交流，获取其个人故事、观点和感受。深度访谈通常是半结构化或开放式的，以便获得更丰富的信息，能够捕捉到个体的主观体验和生命故事，提供对特定现象的深层次理解，包括理解患者的感受、期望和对医疗的看法。

4. 文献分析

研究者分析已有的文献、病例报告、病人档案和其他文本资料，了解特定疾病在不同文化和社会背景下的叙事，为当前研究提供背景信息。

5. 案例研究

选择特定的个体或团体进行深入研究和详尽分析，结合多种数据来源探讨患者的经历和医护过程，揭示叙事医学在实际应用中的复杂性，通常涉及多种数据收集方法，如访谈、观察和文献分析，能够提供对复杂现象的全面理解，揭示个体或团体在特定社会文化背景下的独特性。

总的来说，民族志的方法为叙事医学的研究提供了丰富的视角和数据，使得研究者能够更全面地理解医学实践中的人文关怀和患者的主观体验。

二、民族志在叙事医学中的应用

叙事医学的质性研究为人们提供了深入理解患者经验和医疗互动的工具。通过多样化的研究设计、资料收集和分析方法，研究者能够揭示复杂的健康体验和社会现象，为改善医疗实践提供重要的理论和实践支持。民族志作为一种深入的质性研究方法，在叙事医学中的应用具有独特优势，能够帮助研究者全面了解患者的文化背景和医疗体验。

1. 适用方向

民族志在叙事医学质性研究中可以适用于多个方向，主要包括以下几个方面。

（1）文化背景与医疗实践：通过民族志方法，可以深入探讨不同文化背景下的医疗实践与健康观念，理解患者如何根据其文化背景解读疾病和健康。

（2）患者叙事的构建：民族志可以帮助研究者理解患者的个人经历和叙事如何在其文化和社会背景中被构建，从而揭示叙事医学中的主观体验。

（3）医疗互动：研究医患之间的互动，特别是在不同文化背景下，这种互动如何影响治疗效果和患者的满意度。

（4）健康与疾病的社会构建：探讨健康和疾病在特定文化中是如何被定义

和理解的，以及这些定义对患者行为的影响。

（5）身份与健康：研究个体身份（如性别、种族和社会经济地位）如何影响其健康体验和医疗选择。

（6）地方性知识：关注本地社区的健康知识和实践，研究这些地方性知识如何在医疗系统中被认可或边缘化。

通过这些方向，民族志能够为叙事医学提供丰富的文化和社会背景，帮助理解复杂的健康与医疗现象。

目前民族志研究方法在叙事医学中广泛应用，通过民族志研究，一方面可以深入理解患者经历，民族志方法强调对个体和某一特定群体的深入观察和参与，这使得研究者能够更好地理解患者的经历、文化背景以及他们在医疗过程中的感受，这种方法能够揭示传统定量研究无法捕捉到的细微情感和社会因素。另一方面可促进医患沟通，医疗专业人员在民族志研究中能够获得更全面的患者视角，从而改善医患沟通，通过揭示患者的文化背景和社会环境对其健康体验的影响，促进医生对患者的全面理解，这种理解可以帮助医生更好地满足患者的需求，提高治疗效果。在医学研究领域，民族志方法为叙事医学提供了丰富的实证基础，研究者通过现场观察和深入访谈收集到生动的案例，增强叙事医学的理论和实践，同时通过理解不同文化背景下的医疗信仰、疾病认知和治疗方式，提升医疗实践过程中的文化敏感性。因其对文化差异的理解，民族志方法特别适合研究跨文化医疗实践。

2. 应用前景

未来，民族志在叙事医学质性研究中的应用前景可能会更加广阔，更有潜力，在提高医疗质量、增进患者福祉等方面发挥更大作用，比如以下几个方向。

（1）跨学科合作：随着医学、人类学和社会学等学科的交叉融合，民族志将进一步丰富叙事医学的研究方法和理论框架。

（2）技术应用：虚拟现实和数字人类学等新技术的发展可能为民族志研究提供新的工具，帮助研究者更好地进行数据收集和分析。

（3）政策影响：随着对患者体验重视的提高，民族志研究的成果有望影响医疗政策和实践，为改善医疗服务提供依据。

（王健，黄亚萍，彭晓燕，张进）

参考文献

［1］Charon R. Narrative Medicine：Honoring the Stories of Illness ［M］. Oxford：Oxford University Press，2006.

［2］Frank AW. The Wounded Storyteller: Body, Illness, and Ethics［M］. Chicago, Illinois: University of Chicago Press, 1995.

［3］Greenhalgh T, Hurwitz B. Narrative Based Medicine: Dialogue and Discourse in Clinical Practice［M］. BMJ Books, 1998.

［4］Kleinman A. The Illness Narratives: Suffering, Healing, and the Human Condition［M］. Basic Books.1989.

［5］Mattingly C. Healing Dramas and Clinical Plots: The Narrative Structure of Experience ［M］. Cambridge University Press, 1998.

［6］Hyden LC. Illness and Narrative［J］. Sociology of Health & Illness, 1997, 19(1): 48-69.

［7］Bury M. Illness Narratives: Fact or Fiction?［J］. Sociology of Health & Illness, 2001, 23(3): 263-285.

［8］Good BJ. Medicine, Rationality and Experience: An Anthropological Perspective［M］. Cambridge University Press, 1994.

第三章
叙事医学的量性研究

临床研究的基本要素包括研究目的、研究设计、样本选取、数据收集与分析。研究目的是临床研究的起点，它应该明确、具体，并符合科学原则。研究目的的设定基于对研究问题的思考和文献回顾，同时完美考虑资源和时间的限制。研究设计是临床研究的核心要素之一，合理的研究设计可以保证研究的可靠性和有效性。在进行研究设计时，需要充分考虑研究目标和可行性，并参考相关的指南和标准。样本选取是临床研究的一个重要环节，样本的选择应该具有代表性，以确保研究结果的可推广性。根据研究的特点和目标，可以采用随机抽样、多阶段抽样等方法进行样本选取。样本的大小也需要合理估计，以确保研究结果的统计学有效性。数据收集与分析是临床研究的核心任务之一。在数据收集阶段，需要设计合理的数据收集工具，并对数据进行质量控制。在数据分析阶段，可以采用统计学方法对数据进行处理和分析。同时，应该注意对结果的解释和可靠性评估。此外，临床研究还需要考虑其他基本设计要求，如伦理审批、实施计划、研究团队和财务管理等，以确保研究的科学性和规范性。

第一节　研究设计

常见的临床研究设计类型包括观察性研究和干预性研究（图3-1）。前者包括病例报告、横断面研究、病例对照和队列研究等；后者包括随机对照试验研究、类研究等。

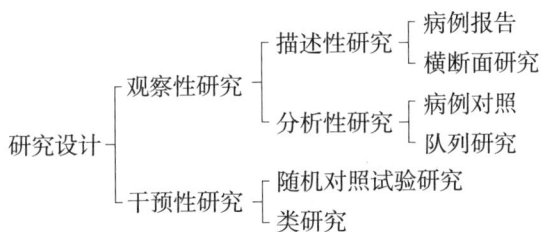

图 3-1　常见的临床研究设计

一、观察性研究

观察性研究在收集资料时，对研究对象不施加任何干预因素，或不改变人体内外环境的自然条件，直接通过研究者的感官或仪器设备观察某事物的自然现象及自然发展过程。

观察性研究又可以分为描述性研究和分析性研究。前者是对研究对象外部表现特征的观察研究，在研究对象中收集某些与研究目的相关的信息资料，并根据观察的时间、地区和对象特征描述观察结果，阐明生命或疾病的自然现象；后者在描述性研究的基础上，继续收集有关研究事件（如吸烟与肺癌）之间存在的联系证据，通过分析，确定事件之间的关系。

病例报告、横断面研究（现况调查）是常见的描述性研究，病例对照、队列研究是常见的分析性研究。

（一）描述性研究

1. 病例报告

病例报告研究可通过报告描述若干个疾病的特征，从而猜测出背后的普遍规律，为相关疾病的研究或治疗提供借鉴。叙事医学可通过文字与图片的分析总结出常见的主题，因此使用叙事医学相关的方法挖掘罹患某种疾病的患者的文字或画作，可以更深刻地推测患者内心的潜意识或情感。

Robert B. Slocum 等[1]进行病例报告研究，报道了叙事医学在患者临床治疗中的应用。患者的自我认同和生活质量受到疾病和治疗的挑战。作者对美国肯塔基大学（University of Kentucky）2016 年的叙事医学课程进行了回顾性审查，重点关注生活视角和/或态度、症状的任何变化以及可能对其生活造成的影响。该病例报告中，4 名脑肿瘤患者分享在患病和治疗期间丧失自我认同的故事，以及叙事课程鼓励患者恢复能力和发现意义的方式。上述研究证实，了解患者的故事对于评估脑肿瘤所造成的损伤以及提供注重生活质量的个体化治疗方案至关重要，叙事医学在这个过程中发挥了积极作用。

2. 横断面研究

横断面研究可以更快地发现在某一条件下与疾病相关的因素。在叙事医学的研究中，研究者通常通过问卷等方法收集受试者的信息，并加以分析。叙事医学中的问卷通常是一系列经典的用于衡量心理学指标的问卷，并且这些问卷结果往往是有序变量。因此，对叙事医学的问卷调查结果进行差异分析或相关分析，使其更加直观和易于描述；且叙事医学问卷调查结果数据相对于其他医学研究更容易获得。但是横断面相关的研究，各指标间获得时间是"几乎同时的"，因此研究者很难确定这些相关性是否存在因果关系。并且横断面研究得到的结果可能与受试人群特征高度相关，这导致在不同时间与地点收集的数据集中，相关性可能不一致。

Hairong Yu 等[2]采用横断面研究方法调查急救护士的同情疲劳和职业倦怠情况，研究人员收集了中国6个城市8家医院的186例急诊护士的同情疲劳、职业倦怠、同情心和满意度等相关数据，对这些数据进行单变量和分层多元回归分析，结果显示与生活失常和创伤记忆相关的因素对同情心疲劳和职业倦怠有显著的预测作用；研究人员基于这些因素建立预测模型，预测因素包括既往重病史、同情关怀、员工参与、正念、自我判断和过度认同等。提示急诊护理所涉及的压力可能会增加急诊护士的情绪和工作负担。研究结果建议制定干预措施，培养同理心、促进自我同情并提高工作满意度，以减轻她们的同情疲劳和职业倦怠，并提高同情满意度。上述研究就是一项典型的横断面研究。

（二）分析性研究

1. 病例对照

在目前人群中选择已经发生所研究事件（已患疾病）的个体作为病例，选择未发生该事件（未患疾病）的个体作为对照，通过收集和比较他们过去各种可能的危险因素的暴露史，判断研究因素与研究事件之间是否存在统计学联系及联系的程度。病例对照研究的优点包括成本低、出结果比较快和特别适合罕见病等；但缺点也十分明显，即不能作出因果的结论。

该研究方法根据受试人群的结局对人群进行区分，进行病例对照研究。这种研究策略的结局是明确的，非常适用于罕见病群体。相较于病例报告，其需要的样本量更大，并且往往有阴性对照组；相较于横断面研究，可以更好地突出阳性样本的性质。在叙事医学的研究中，通常可以通过寻找"需要被叙事医学干预"的人群，由于"需要被叙事医学干预"的人群结局是确定的，因此很容易对人群进行分组，总结阳性组的共有信息。

Sarah E. Stumbar 等[3]开展回顾性病例对照研究，探索叙事医学课程在身心健康及职业素养的关系。佛罗里达国际大学赫伯特 – 韦特海姆医学院（Florida International University Herbert Wertheim College of Medicine）为四年级学生开设了一门叙事医学选修课，让他们参与阅读、写作和讨论活动，以评估该课程在促进个人健康和改善患者护理策略方面的潜在作用。17例学生纳入研究，学生们在课程结束后完成了一项问卷调查，评估课程对于他们叙事医学知识的影响、将来撰写有关患者的文章的可能性以及他们对自己护理患者经历的理解。结果显示，叙事医学课程有利于改善患者护理疗效及促进个人身心健康，并且提供了促进反思和改进的机会。

Diana Marinello 等[4]开展回顾性病例对照研究，研究罕见复杂风湿性结缔组织病患者在怀孕期间和计划怀孕期间未得到满足的需求。作者组建了一个由9例风湿性结缔组织病患者代表组成的小组，收集有过一次或多次怀孕或流产经历的风湿性结缔组织病患者的故事，并对其进行分析。共收集到129份答复，分析112个故事。分析结果显示罕见复杂风湿性结缔组织病患者人群在妊娠方面存在一些未满足的需求，如不同中心之间的护理较为分散，助产士、产科医生和妇科医生对风湿性结缔组织病缺乏教育和认识。患者及其家属表示他们没有获得有关风湿性结缔组织病妊娠的适当宣教。研究结果提示有必要采取综合方法，提供具有多学科组织的专科妊娠诊所，并在妊娠的各个阶段提供心理支持。

2. 队列研究

队列研究是指根据研究人群中某因素的暴露程度情况进行分组，然后追踪观察各组的结局（发生疾病或者其他健康问题），通过比较各组结局频率的差异，判断研究因素与结局之间的关系。队列研究需要一定程度的随访，并且干预因素与结局事件之间往往有一定的时间差。在研究叙事医学对人群干预的效果时，往往使用这种队列研究的方法进行。在实验开始时，选取一部分人群进行叙事干预，从而确定叙事医学干预的效应。

儿科住院医师的职业倦怠现象十分普遍，而同情心、自我关怀、正念、弹性恢复等与倦怠感的减少有关。Nimisha Bajaj 等[5]开展了一项关于纵向叙事医学干预对儿科住院医师职业倦怠的影响的队列研究。该研究通过 Zoom 远程会议软件为全国儿童医院的儿科住院医师实施为期 5 个月的叙事医学干预，包括6 次长达 1 小时的会议，住院医师在会议上阅读文献、回答写作提示并分享他们的反思；评估则采用开放式调查问题和具有有效性证据的既定幸福感定量评估工具；使用单因素方差分析和多元线性回归对干预前、干预后和 6 个月后的结果进行了比较。干预结束后，发现其社交能力、自我表达能力有所提升，收获情感和心理健康等都出现增加，并且这些益处持续了 6 个月。这说明叙事医学可以提升儿科住院医师的幸福感，并且持续相当长的一段时间。

为了研究在医院中开展由医生主导、针对接受姑息治疗患者的叙事医学小组的可行性。Gregory Heinonen 等[6]招募 10 例患者，在干预前、中期和干预后，使用患者尊严量表（PDI）和埃德蒙顿症状评估调查（ESAS）收集患者症状严重程度和尊严评分。干预前收集了有关疼痛、期望和预期挑战的定性报告；干预结束后对参与者进行访谈，以评估其在小组中的总体体验、经历的挑战、对未来工作的建议以及总体反馈。参与者表示总体满意，9 例参与者中有 8 例表示"非常同意"再次参加该小组并向他人推荐该小组，且发现参与者在与其他患者相处、主观上减轻疼痛和缓解孤独感方面受益匪浅。这说明为接受姑息治疗的非住院患者提供叙事医学小组似乎既有益又可行。

（三）各种观察性研究的区别（表 3-1）

表 3-1　各种观察性研究的区别

研究设计	研究对象	举例
描述性研究	某一特定时点的一组人群	研究者调查研究对象目前及既往接受叙事医学培训的情况，并推断其与共情能力、职业素养等之间的关系
病例对照（回顾性研究）	发生结局事件的一组人群和没有发生结局事件的一组人群（2 组不同的人群）	研究者调查一组接受叙事医学培训的人群（病例组）和一组未接受叙事医学培训的人群（对照组），调查共情能力、职业素养等既往情况
队列研究（前瞻性研究）	随访人群（1 组人群）	先调查研究对象的基线情况，再定期随访观察接受叙事医学培训的人共情能力是否可能高一些

二、干预性研究

干预性研究是研究者根据研究目的、研究对象采取人为的干预和控制措施，并通过观察研究对象在这种特定的试验条件下发生的各种现象，获取科学资料的一种方法和手段。干预性研究包括随机对照试验研究、类试验研究等，其中随机对照试验研究最常用，本节仅对其进行详细阐述。

随机对照试验是常见的干预性研究，其采用随机分配的方法，将合格的研究对象分别分配到试验组和对照组，然后接受相应的试验措施，在一致的条件下或环境中，同步进行研究和观察试验的效应，并用客观的效应指标对试验结果进行科学的衡量和评价。特别适合临床治疗性或预防性研究。

随机对照试验开展须具备三要素：研究对象、研究因素和研究效应。随机对照试验开展需遵循五原则：随机、对照、盲法、重复和均衡。随机对照试验开展研究步骤见图 3-2。其优点包括组间可比性好、减少选择偏倚、受试对象诊断确切、盲法使结果更真实可靠等。但随机干预的成本较高，费时，还需要较多人力、财力支付；有严格的纳入、排除标准，推广性相对弱一些；安慰剂选择要恰当，可能让受试者暴露于某种有害的致病危险因素等。

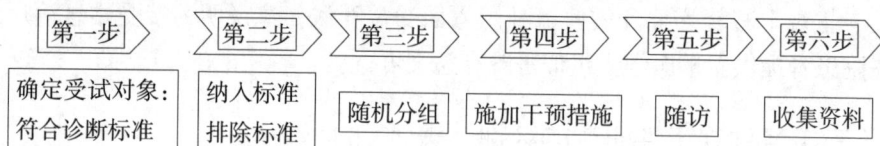

图 3-2　随机对照试验研究步骤

Mengxin Xue 等[7]开展了一项关于叙事医学理论学习和叙事写作对护理专业学生职业素养、移情能力和人文关怀能力的影响的随机对照试验研究。选取2021 年 6 月至 2022 年 6 月江苏两所高校 85 例护理专业学生并随机分为干预组和对照组，干预组接受基于网络平台的叙事医学理论学习和叙事写作培训，对照组不接受培训。干预前后采用同理心和人文关怀能力的自我报告问卷评估，结果表明，干预组学生敬业精神得分、移情能力和人文关怀能力均优于对照组。这说明基于网络平台的医学叙事理论教育和叙事写作可促进护理本科生职业素养、同理心和人文关怀能力的培养。

第二节　资料收集

科学研究用于临床实践解决临床问题，该过程复杂、严谨，其中正确区分研究数据类型，准确收集研究资料是十分重要的步骤（图 3-3）。研究设计时，研究人员通常需根据研究目的合理选择研究指标、资料收集方法，以保证研究的科学性和整体质量。

一、资料类型

原始资料类型可分为计量资料（measurement data）和计数资料（count data）。

1. 计量资料

计量资料又称定量资料，根据其取值是否连续，可分为离散型（discrete）

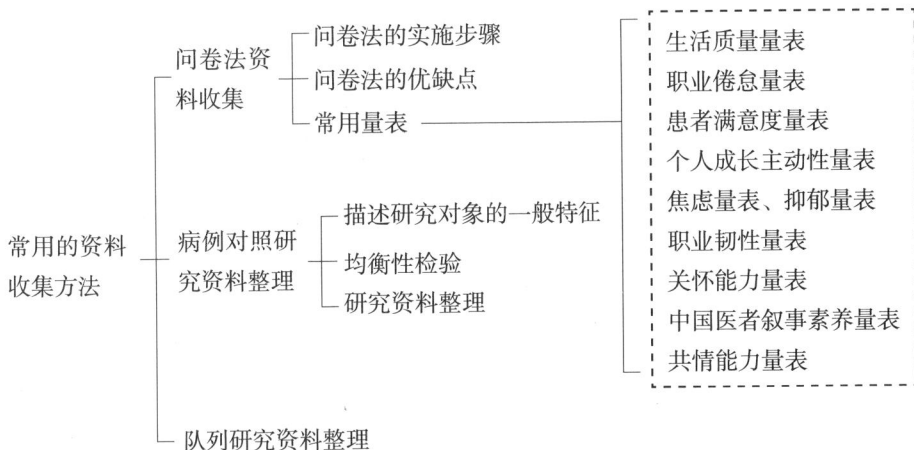

图 3-3　常用的资料收集方法

和连续型（continuous）两种。

（1）离散型取值多为整数，例如叙事医学课程达标成绩为 60 分及以上。

（2）连续型可以在某个范围内取任意值，例如共情能力量表得分、医患沟通能力量表得分等。

2. 计数资料

计数资料又称定性资料，是指根据某项属性进行分组，然后统计各组观察单位的实际个数而得到的资料。最常见的是二分类资料，例如，是否接受过叙事医学培训，是否书写平行病历等。而多分类资料则存在无序和有序之分，区别在于是否有一定等级顺序，即大小、程度上的差别，顺序的置换是否影响统计分析。例如，医学叙事能力量表，其参考值划分为＜ 145 分为较弱，145~163分为中等，＞ 163 分为较强。

二、常用的资料收集方法

（一）问卷法资料收集

1. 问卷法的实施步骤

问卷法是指研究者通过使用问卷或量表获取研究对象资料的调查方法。其实施步骤如下。

（1）选择研究工具

首选国内外已广泛应用、成熟、信效度良好的量表或问卷。若无本土化研究工具，则可借鉴和引进国外的量表或问卷，进行文化调试和修订。

（2）选择和培训调查人员

调查人员的选择应充分考虑其对调查对象的了解程度。调查人员培训是问卷实施的必需环节，可以帮助调查人员理解调查目的、方法、问卷条目及填写方法，明确注意事项，控制研究质量。

（3）发放问卷

根据发放方式不同，可分为现场问卷法、电话问卷法、网络问卷法和邮寄/电子问卷法。

（4）填写问卷

填写问卷的方式可分为自填式和他填式。自填式问卷由调查对象独立填写，调查人员适当指导。他填式适用于某些特殊情况，如研究对象为儿童时，其表达能力不足，可由家属代替回答填写。

（5）回收和整理问卷

回收问卷时应注意问卷的回收率和有效率。回收后仔细清点数量，检查问卷质量，确保问卷无遗漏，如存在问题或疑问应及时请研究对象补充或重新填写。最后对问卷进行编号，注明资料收集人员姓名和日期并妥善保管。

2. 问卷法的优缺点

（1）优点

①调查范围广、时间、物力及人力花费少。

②与访谈法相比，通过问卷和量表收集资料，有统一的指导语和记录方法，研究者对结果的影响较小。

③可以检测研究工具的信度和效度，对其质量进行评价，资料的准确程度和可靠性较好。

④调查内容易于控制，资料可以进行量性分析。

（2）缺点

①可能存在回收率、有效率偏低的问题，尤其是采用邮寄问卷法时，也很难查询问卷未收回的原因。

②答卷者可能未经过慎重思考和认真阅读问卷而随意填写，或者因某些原因隐瞒真实情形后选择了理想的答案，导致结果出现偏差。

③由于缺乏面对面的沟通，研究对象可能误解研究目的或者问卷内容。

3. 叙事医学科学研究领域常用量表

（1）生活质量量表

世界卫生组织生存质量测定量表简表（WHOQOL-BREF）是目前国际上最

为常用的生活质量标准化测量工具之一，包括 26 个条目，分为生理、心理、社会关系和环境 4 个维度，得分越高，生活质量越高。

（2）患者满意度量表

该问卷分为门诊患者满意度和住院患者满意度两个部分。其中门诊患者满意度包括医患沟通、就医环境、方便程度、需求满足 4 个维度；住院患者满意度包括医患沟通、方便程度、疼痛与药物管理、就医环境、需求满足 5 个维度。

（3）焦虑量表、抑郁量表

医院焦虑抑郁量表（hospital anxiety and depression scale，HADS）由 Zigmond 和 Snaith 于 1983 年创制，主要作为医院患者评估焦虑、抑郁情绪的自评性量表。

（4）关怀能力量表

关怀能力量表（caring ability inventory，CAI）由美国护理学家 Nkongho 编制，用于测量临床医护人员对于患者的关爱、支持、尊重能力。该量表共 37 个条目，包括理解、耐心和勇气 3 个维度，经测量具有较高的信度和效度。

（5）共情能力量表

医护人员共情能力测量最广泛使用的是杰弗逊共情能力量表（the Jefferson scale of empathy，JSE），该量表由美国杰弗逊大学 Hojat 博士团队编制，广泛用于医务人员共情的评价研究，量表包含 20 个条目，包括观点采择、情感关怀和换位思考 3 个维度。

（6）职业倦怠量表

职业倦怠量表目前采用最广泛的是马氏职业倦怠量表（通用版）（Maslach burnout inventory general survey，MBI-GS），主要用于测量以人为服务对象的从业者们的职业倦怠程度。该量表共 15 个条目，分为情绪耗竭、去个性化、成就感低下 3 个维度。中文版由李超平修订，且被证明信效度良好。

（7）个人成长主动性量表

Robitschek 等最初为了测量大学生的个人成长主动性编制该量表，该量表包括 16 个条目，分为改变的准备、计划性、资源利用、主动的行为 4 个维度。中文版由朱倩倩于 2015 年修订，被证明具有良好的信效度，符合测量学指标。

（8）职业韧性量表

国外学者 London 首先提出职业韧性概念，同时开发了职业韧性量表，包含自我效能感、冒险和依赖性 3 个维度。我国学者宋国学开发出中国本土化的职业（生涯）韧性量表，该量表分为情感、认知、行为 3 个维度，包含职业热情、合作意识、适应能力、自我效能、长期导向和学习意愿 6 个因子，共计 25 个条目，且被证明具有良好的测量学指标。

（9）中国医者叙事素养量表

这是我国第一个理论构建、医学教育和临床实践三位一体经过多年沉淀研发出来的权威量表。其中叙事认知能力量表分为生命健康叙事意识和职业叙事思维 2 个维度；叙事行为能力量表分为生命健康、家庭连接、职业发展、同行交流、医患互动 5 个维度，均具良好的信效度，可为中国叙事医学研究、教育和实践提供科学有效的评估工具。

（二）病例对照研究资料整理

实施研究的过程首先围绕明确研究目的展开，在研究目的指导下对研究调查进行整体规划。在病例对照研究中，如果医院病历记录、疾病登记报告已经存在，并且能够提供研究所需的信息，那么可以直接从中摘录。这样做可以节省时间和资源，同时也确保了数据的准确性和可靠性。

描述性分析旨在总结和展示研究数据的基本特征，以便研究者能够理解数据的分布和模式。

1. 描述研究对象的一般特征

（1）年龄、性别、诊断方法和居住地等

这些是研究对象的基本人口统计学特征。通过计算这些特征在研究总体中的分布比例，可以了解研究对象的基线特征。

（2）构成比重

例如，计算某个年龄段在总体中的比例，男性与女性的比例等。

2. 均衡性检验

（1）比较暴露组与对照组

在进行暴露与疾病的关联分析之前，需要确保暴露组和对照组在除研究因素外的其他特征上是一致的，这称为均衡性检验。

（2）可比性

通过比较两组在年龄、性别、诊断方法和居住地等方面的分布，来判断两组可比性是否较好。如果两组在这些特征上存在统计学差异，那么在分析暴露与疾病的关联时需要对这些差异进行调整或解释。

3. 研究资料整理

病例对照研究资料整理可参考如下四格表（表 3-2），然后进行推断性分析。旨在通过对数据的统计处理，推断暴露与疾病之间是否存在统计学上的关联，以及这种关联的强度。

（1）暴露与疾病有无统计学关联

通过假设检验（如卡方检验、t 检验、Mantel-Haenszel 统计量等）来判断暴露与疾病之间是否存在显著关联。

（2）关联强度的大小

通常使用比值比（odds ratio，OR）来估计关联强度。

OR 值是一个相对风险的指标，它表示暴露组中患病与非患病的比值与对照组中相应比值的比例。常用于病例对照研究和横断面研究。

OR 值的范围从 0 到无穷大，$OR=1$ 表示暴露与疾病无关联，$OR > 1$ 表示暴露与疾病呈正关联，$OR < 1$ 表示暴露与疾病呈负关联。

表 3-2　病例对照研究四格表资料收集

暴露史	病例	对照	合计
有	a	b	a+b
无	c	d	c+d
合计	a+c	b+d	N

（三）队列研究资料整理

队列研究是将队列人群按照是否暴露于某个研究因素以及暴露等级不同分为不同的研究组，追踪随访适当长的时间，比较不同研究组之间疾病或结局发生率的差异，来判定暴露因素与结局（与暴露因素有关的结局）之间有无关联及关联大小的一种观察性研究方法。队列研究最主要的目的是探索病因，即进一步验证现况调查或病例对照研究中已发现的有特异影响且在统计学上有联系的危险（或保护）因素。

队列研究资料可参考如下四格表（表 3-3），然后进行推断性分析。采用队列研究的特征性指标去描述两组研究对象的基线特征、随访时间、失访比例、两组的可比性；采用队列研究的分析指标去描述暴露组和非暴露组研究结局（疾病的发生、治愈或死亡）的发生率（治愈率、死亡率）、累积发病率、发病密度、标化比、相对危险度、归因危险度、归因危险度百分比、人群归因危险度等指标。

表 3-3　队列研究四格表资料收集

组别	发病人数	未发病人数	合计
暴露	a	b	a+b
非暴露	c	d	c+d
合计	a+c	b+d	N

关联强度的大小通常用相对危险度（relative risk，RR）来表述。RR：暴露组发病危险是非暴露组的多少倍。主要用于队列研究，可以从四格表衍生出来。RR＝暴露的发病率或死亡率/非暴露组的发病率或死亡率。RR 值的范围从 0 到无穷大，RR=1 表示暴露与疾病无关联，RR ＞ 1 表示暴露与疾病呈正关联，RR ＜ 1 表示暴露与疾病呈负关联。

第三节　资料分析

资料收集完成后，需针对收集的数据选择合适的统计方法进行统计分析。这里介绍基于叙事医学的科学研究中常用的统计概念及方法（图 3-4）。

一、正态分布

正态分布（normal distribution）又名高斯分布（Gaussian distribution），在统计学中有着重大的影响力。正态分布的概率密度函数显示为典型的钟形曲线，这一形状类似于寺庙中的大钟，因此也常被称为钟形曲线，广泛应用于数学、物理和工程等领域。

几乎所有差异相关的研究都依赖数据近似正态分布的特点，比如，在叙事医学中使用 t 检验或方差分析对不同分组的问卷得分或者生化指标的平均数进行显著性检验[5, 2, 8]。这样做通常会得到一个不错的结果，这是因为当样本数量很大时，将会近似呈一个正态分布。数学上称之为林德伯格 – 列维（Lindburg–Levy）中心极限定理。但需要注意的是，这种正态分布是近似的，并不是完美的符合，一般至少数据表现出"单峰"才可认为其近似呈一个正态分布。

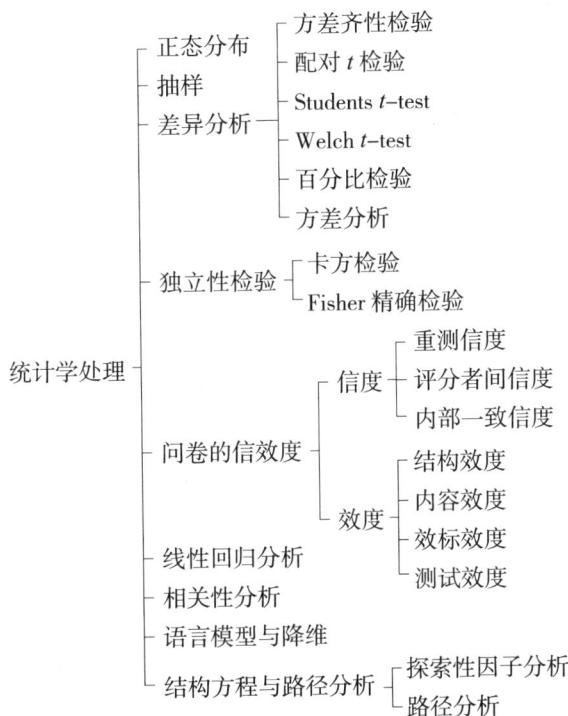

图 3-4　常用的统计概念及方法

二、抽样

总体（population）是包含所研究的全部个体（数据）的集合，它通常由所研究的一些个体组成。一般来说，试验的对象往往是无限多个的个体，研究者难以准确测量整体的性质，因此考虑使用抽样的方法对整体进行估计。因此，抽样的过程通常被描述成有限个（n 个）独立同分布的个体组成的集合。而样本的性质某种程度上可以近似反映整体的性质。

虽然抽样的样本性质可以反映整体的性质，但是有时候也会出现些许偏差，这些偏差通常与抽样数量相关。当抽取的样本数量增加足够多，抽样的指标与整体指标接近，则称之为样本的某指标是整体某指标的无偏估计，反之则是有偏估计。值得注意的是，尽管很多时候"样本平均数是整体平均数的无偏估计"，并且研究者发现样本平均数与整体平均数计算方法一致，但是这种"一致"不是始终成立的。因此，研究者一般使用 t 检验两组数据平均数是否相同，而不是直接使用正态检验。

三、差异分析

收集数据时，研究者通常发现这些检测得到的数据在每组中通常会在一个数值（平均数）附近聚集，并且不同组的平均数又不完全相同。但是样本平均数是一个随机变量，这意味着不同的抽样可能会计算得到不同的平均数。那么，平均数的这种"不同"是自然形成的误差还是真实的叙事医学干预的结果，还需要进一步研究。

在进行显著性分析时，通常会有原假设 H0，备择假设 H1。H0 通常认为某个随机变量的期望与给定值（一般是 0）无差异。H1 则是备择假设，是 H0 的否定。此外，如果 H0 正确的情况下拒绝，则称之为第一类错误。若数据存在差异，但是接受了无效假设，则称之为第二类错误。

1. 方差齐性检验

在 t 检验中研究者需要对两组数据方差是否相等进行判断，以选择合适的 t 检验方法。研究者一般使用莱文检验进行方差齐性判断。t 检验是针对平均数检验的一个常用统计学检验，主要用于样本量较小（例如 $n < 30$），总体标准差未知的正态分布。t 检验是用 t 分布理论来推论差异发生的概率，从而比较两个平均数的差异是否显著。

2. 配对 t 检验（Paired t-test）

若样本存在配对信息，则考虑配对 t 检验，这主要是检验的是配对样本间的差的平均是否显著为 0。

3. Students t-test

若样本间不存在配对关系，那么这两组可以被认为是两个从整体中的抽样，则需要检验这两组的平均值是否相等。这会带来一个问题，在构建枢轴量的时候，需要对方差进行合并。若两组方差不存在显著差异（间方差齐性分析），则使用 Students t-test。

4. Welch t-test

若两组样本方差存在显著差异，则考虑 Welch t-test。方差合并与自由度的计算与 Students t-test 有区别。

5. 百分比检验

研究者在统计一个事件发生的频数时，除了进行独立性检验之外，如果还想知道阳性事件的发生率与预期的比例是否存在显著差异，可以进行百分比检验，这个检验一般套用正态分布公式计算。

6. 方差分析

方差分析（analysis of variance，简称 ANOVA）是用于两个及两个以上样本均数差别的显著性检验。当检测条件或程度超过 2 个时，难以使用 1 次 t 检验进行判断。ANOVA 与多重比较可以部分解决这个问题。对于单因素方差分析，整体的方差可以通过插入一项与减去一项实现分组求和，将每个数字测量值与整体平均的误差进行一个拆分，得到组内方差与组间方差，并且这个拆分是线性的。对于多因素方差分析而言，问题会变得复杂。这是因为因素之间可能存在交互效应。若因素间存在交互效应，那么研究者很难使用某一个数字描述其效应。若各因素间不存在交互效应，那么这意味着一个效应在不同条件下发挥功能的方法是相同的，此时多因素方差分析与单因素方差分析类似，将样本测量值与整体平均数可以进行线性拆分，将样本写成若干效应与误差的线性组合，并且与单因素方差分析类似构建若干统计量 F 进行显著性分析。

四、独立性检验

研究两个分类因素之间关系时，通常使用独立性检验。例如，研究叙事医学干预对人群影响时，研究者将人群分成叙事医学干预组与非干预组，但是这两组间性别是否完全相同？抽烟习惯是否相同？研究者需要使用独立性检验证明这些人群信息在叙事医学干预组与非干预组之间分布是一致的，或者说是否被叙事医学干预与性别、抽烟习惯相互独立[7,8]。

1. 卡方检验

卡方检验最原始的用法是拟合优度检验。但是当模型本身是独立模型，这些变成了独立性检验。卡方分布是一个连续分布，而前文资料收集中常用的四格表资料是计量资料，因此可能会出现一些问题。比如，有些格子里的数字会很小，或者说有些时候样本数量会很少，这些均会导致离散数据的性质被凸显。对于格子中数字小的这个问题，研究者使用连续矫正的方法处理，若样本总数量少，则使用 Fisher 精确检验。

2. Fisher 精确检验

如果样本总数不是很多，在 R×C 的列联表中，研究者可以使用枚举法列举所有可能的分布。这就是 Fisher 精确检验，但是样本数一多，这个就会很慢。

五、问卷的信效度

在叙事医学的研究中，问卷往往被认为是一种高效地获取人群信息特征的方法，经典的问卷往往可以直接引用，但是如果需要自己设计一个问卷，那么需要对问卷所得数据的信效度进行检验，确保问卷得到的结果是稳定可信并且与某个主题相关[2,9]。

1. 信度

信度是指测量方法的一致性。如果在相似的条件下采用相同的方法可以始终获得相同结果，那么这种测量方法就被认为是可靠的。例如，在相同条件下不同时间测量水温时，温度计总是显示相同的温度，这就证明测量结果是可靠的。相反，如果不同的临床医生在使用症状问卷诊断某种疾病时无法得出相同的诊断结果，则表明该问卷在测量该疾病方面的可靠性较低。

2. 效度

效度是指一种方法如何准确地测量它想要测量的变量，是表明结果有效的指标之一。例如，如果用温度计测量体温时，即使在仔细控制的类似条件下，每次读数都不同，那么温度计很可能出现故障，因此其温度读数是无效的。同样，如果不同临床医生在不同场合收集的症状问卷结果显示出可靠的诊断，则表明该问卷作为该病症诊断的测量方法具有很高的有效性。

效度与信度虽然是含义不同的术语，但是二者密切相关。信度是指在相同条件下重复进行研究时，研究结果可以重现的程度，而效度则是指研究结果真正衡量了其应该衡量的东西的程度。

3. 信度评估方法

（1）重测信度：指测量结果在不同时间的一致性，即重复测试时，得到的结果是否相同。例如，由一群人填写一份测量个性特征的问卷。如果在几天、几周或几个月后重复填写同一份问卷，并得到相同的回答，则表明重测信度很高。

（2）评分者间信度：指在不同观察者或评分者之间测量结果的一致性，也就是说，当不同观察者进行相同的评估时，他们得到的结果是一样的。

（3）内部一致信度：指测量本身的一致性，也就是说，它衡量是否能从旨在测量同一事物的测试的不同部分得到相似的结果。

4. 效度的评估方法

（1）结构效度：指一项评估是否符合所测量概念的现有知识和理论。例如，共情问卷可以通过测量与共情相关的特质来评估。共情与相关特质的得分之间存在很强的相关性，这高度表明问卷具有很高的结构效度。

（2）内容效度：指评估涵盖所测思想的程度。例如，评估学生法语水平的测试包括写作、阅读和口语，但不包括听力部分。专家们一致认为，听力是语言能力的重要组成部分。因此，该测试在衡量法语能力的整体水平方面缺乏内容效度。

（3）效标效度：指测量的值对同领域另一个验证过的测量的一致度。例如，分析一个地方选民对他们最喜欢的和获胜的候选人的看法。随后，如果本次调查的结果准确预测了选举结果，它将显示该调查的标准有效性。

（4）测试效度：它指的是可操作性能在多大程度上预测或关联未来某个时刻的指标。例如，对求职者来说，面试时的预测效度与求职者工作1年左右后的预测效度略有不同。他们的测试分数与其第一年的工作表现相关联，以了解为选拔而进行的认知测试的有效性。

六、线性回归分析

在叙事医学中通常会研究几个因素联合起来对某个因素的影响或者预测，如不同因素对职业倦怠的影响与预测。利用这种方法可以大致地对人群中发生职业倦怠的情况进行预测，并且可以利用线性回归的斜率判断不同因素联合作用方式，包括正负相关与相对权重[2]。若自变量之间是线性的，那么就是线性回归。若自变量与因变量之间也是线性的，那么就是简单线性回归，如果不是线性的，就是广义线性回归。如果一个线性回归的自变量有2个及以上就是多元线性回归。

简单线性回归主要使用最小二乘法求解回归曲线的斜率与截距，当斜率几乎为0时，认为自变量与因变量不存在相关性（回归检验）。当直线与点的误差非常大时，虽然可能存在相关性，但是可能使用线性回归难以描述他们的关系（失拟检验）。如果只是需要证明模型是有意义的，那只需要进行回归检验，证明因素的斜率不为0就好了。

在构建多线性回归时，与简单线性回归不同，因为多元线性回归需要处理复杂的自变量之间的关系。最重要的点是自变量之间的共线性问题。从计算的角度说，可以使用逐步回归、正则化的方法对多元回归使用的特征进行精简。

七、相关性分析

在叙事医学的研究中，研究者获得了很多数值型的指标，希望简单获得这些指标间相关性或者这些指标与目的指标的相关性，这通常可以使用相关性分析实现，例如，寻找与职业倦怠相关的因素[2]。

直接使用线性回归的斜率描述相关性，这会导致一个问题，就是数据的单位不同，可能会导致斜率不同，但是他们间关系是固定的。因此研究者把线性回归的这一部分进行改造，得到相关系数。或者说在计算线性回归的时候，预先对横轴进行标准化，斜率就是相关系数。此外，还有斯皮尔曼（Spearman）相关系数。

八、语言模型与降维

叙事医学与文本或图像数据处理有密切的关系，除了利用传统方法对文本或图片进行人工的提取外，也可以使用一些机器学习的方法对文本或图片进行提取。比如使用 LAD 模型提取文本主题，或是使用 BERT 等大模型提取文本整体的信息编码。但是这导致提取出来的信息难以描述，因为文本信息通常是高维数据，难以使用平均数与标准差表示，因此研究者使用降维的方法，将一个复杂的高维数据降维后画在一个二维平面中以描述它们的相对相似度[10, 11]。

1. 词袋模型

比如需要抽取现有文本中的特征，其中一种方法是将句子切分形成词，这些词之间的顺序并不重要，仿佛放在一个袋子中，这就是词袋模型。

2. 序列模型

使用序列模型将整个句子进行编码，需要很大的样本量和很多参数的大模型。虽然这种方法可以更好地提取句子信息，但是由于模型参数很大，因此需要大量的训练素材，如果训练不充分，则效果往往不如词袋模型。

3. 隐含狄利克雷分布

词其实是一个 Topic 的表现，有时候需要获得 Topic 的信息，这是个解码过程。根据贝叶斯公式，可以认为后验概率 = 先验概率 × 似然。若先验分布与似然计算得到的后验分布与先验分布形式相似，那么这个先验分布与似然称之为共轭分布。这个过程十分类似一个学习过程。一般假设，Topic 的分布是狄利克雷分布，是多项分布（词汇）的共轭先验。利用这两个分布，研究者可以推测出文本中的隐藏 Topic，并且这些 Topic 往往与其所认知的相似。

4. 降维

降维通常可以保持相似的样本距离近，不同的样本距离远。其大致分为线性降维与非线性降维。线性降维可以将原来的特征进行一系列线性组合后得到新的特征，更加的稳定，并且可以利用那些线性方程追踪降维后特征与降维前特征的关系，这可以大大地压缩数据量，凸显出数据背后支撑的隐藏状态。虽然线性降维可以描述样本的特征与性质，但是线性降维仍然需要相当多的维度才能很准确地描述一个很复杂的概念。因此除了描述样本相似度外，还常用于其他机器学习的数据预处理，起到压缩信息与降低噪声的功能。常见的线性降维有主成分分析（PCA）、非负矩阵分解（NMF）等。

非线性降维主要聚焦于样本空间中局部的特征，可以更好地描述一个样本与其相似样本的样本相似度，但与其不相似的样本却无法描述。并且降维后特征与降维前的特征难以建立函数关系，这导致难以解释。但是对于很复杂的对象，比如词汇的意思等等，使用非线性降维可以用很低的维度（2 维），更好地描述他们的异同。常见的非线性降维有 t-SNE、UMAP 等。

九、结构方程与路径分析

在叙事医学中，通过若干问卷收集了一系列指标，这些指标间的相关性可以被相关性检验所验证，但是这些指标间可能存在中介效应，调控效应等，因此使用路径分析或结构方程进行检验。若观测指标间存在这些效应，那么就使用路径分析，如果是隐藏状态间相关的，那就使用结构方程。例如，使用路径分析研究不同因素对离职意向的作用方式，有些是直接作用，有些则是中介效应[12]。

1. 结构方程

结构方程（SEM）是一种功能强大的多变量技术，在科学研究中越来越多地用于测试和评估多变量因果关系。SEM 不同于其他建模方法，它测试的是对预先假定的因果关系的直接和间接影响。

2. 路径分析

路径分析用于量化多个变量之间的关系。在出现潜变量之前，路径分析是SEM 的早期名称，在测试和发展具有间接和直接因果效应的结构假说方面非常强大。不过，这两种效应有被同义化的趋势。路径分析可以解释变量之间的因果关系。路径分析的一个常见功能是中介作用，即假设一个变量可以通过另一个变量直接或间接地影响结果。

第四节　混合方法研究

一、混合方法研究的概念

在叙事医学研究中，经常采用的研究方法有文献分析法、观察法、访谈法、调查问卷法、实验法、内容分析法、个案研究、现象学和民族志等。根据这些研究方法采用的数据收集和分析方法的侧重点不同，又可以分为量化研究和质性研究两大类。

量化研究本质上是对自然及社会现象进行测量与计算，立足于收集客观事实，并进行分析得出结论，重视测量步骤的信度和效度，强调研究结果的可推广性与可重复性。质性研究使用的则是有计划地采集大量的经验性资料，包括个体体验、反思、生活故事、访谈、观察、历史事件的描述以及交互的视听觉文本等，强调描述个体生活中的日常行为、问题情境及其意义。

混合方法研究（mixed methods research，MMR）是指在一个独立研究中同时使用了量化和质性两种以上方法、手段或概念，进行数据收集或分析的一类研究[13]。MMR 作为调和量化研究与质性研究矛盾的"第三条道路"，已经成为实证研究三大范式之一。它能够扬长避短，促进两种研究方法的优势互补，使各自的优点得到更好的发挥，以更加全面和深入地解决研究问题，符合研究对象的多元化、系统化的特点。

MMR 并不适用于所有的研究问题，因此在选用 MMR 之前，需要明确研究问题，并进行清晰详尽的思考，是否需要使用混合方法来进行研究。运用 MMR 的原因是多方面的，一般来说，在以下几种情况下比较适合使用混合方法来进行研究。

（1）当手中同时有量的数据和质的数据，且将两种数据结合起来能够比单独使用一种类型的数据更好地解决研究问题时。

（2）当一种研究类型（量化研究或质性研究）无法充分描述或回答研究问题，需要更详尽的数据来解释、说明时。

（3）当想把质性研究成分合并到另一个量化研究中时。

二、混合方法研究的设计类型

运用 MMR 时，需要明确使用的混合设计类型。在选择混合方法设计的时候，研究者需要主要关注的是质性研究和量化研究是同时进行还是有先后顺序、以哪种方法为主，还是同时并重。目前 MMR 存在很多不同的分类，学者曾较为系统地对这些类型划分进行了梳理[14]，最为常用的主要有以下 5 种设计类型。

1.聚合平行设计

聚合平行设计是最典型的 MMR 设计，其目的是针对同一现象采用两种研究方法进行分析、解释、说明，并相互印证，量化研究和质性研究的地位相同。在这类设计中，质性研究和量化研究分别独立、同时进行，在分析阶段同时使用质性研究和量化研究对结果进行验证，并在最终的数据解释中，汇合研究结果，其流程见图 3-5。

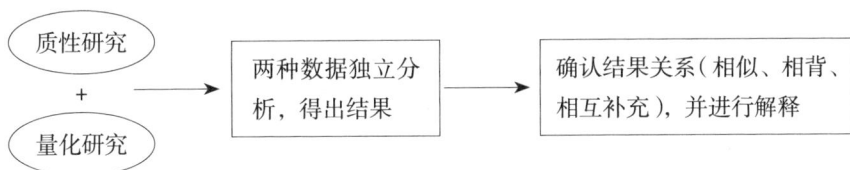

图 3-5 聚合平行设计流程图

2.解释顺序性设计

解释顺序性设计是最常用的 MMR 设计之一，通过运用质性研究获得的结果来说明和丰富量化研究获得的结果，从而对研究问题的解释更合理、更有意义。在该类设计中，第一阶段开展量化数据收集和分析，其后再进行质性数据收集工作，两种数据在研究的解释阶段进行整合，其流程见图 3-6。

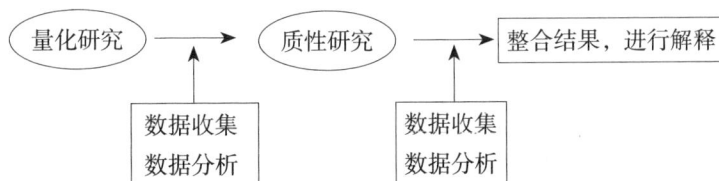

图 3-6 解释顺序性设计流程图

3.探索顺序性设计

探索顺序性设计是一种与解释顺序性设计中质性和量化研究顺序相反的一种设计类型，研究的第一阶段是进行质性数据收集工作，完成质性研究后，再进行量化研究。量化数据的收集需要基于质性研究结果来进行，并将结果在解释阶段加以整合。适合用来检验质性研究阶段得出的理论，通过量化研究增加质性研究的准确性，提高结果的可推广性，其流程图见图3-7。

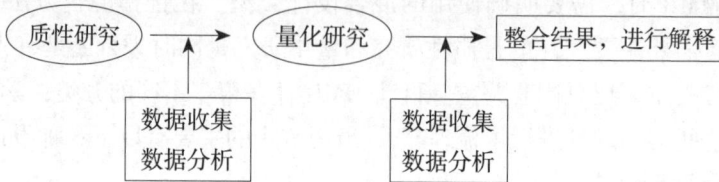

图 3-7　探索顺序性设计流程图

4. 并行嵌套设计

并行嵌套设计是在传统的量化研究或质性研究中加入其他类型研究，以达到充分解决研究问题的不同层面。研究者可以将量化数据嵌套至质性研究的框架内，也可将质性研究数据嵌套到量化数据中。研究者在开展研究前，需要先明确研究的主体范式，即这项研究的主要指导方法是量化研究还是质性研究，从而根据研究目的和需要，把另一种研究方法嵌入。此类研究设计也要求研究者同时收集量化和质性两种数据，并在分析阶段进行整合，其流程图见图3-8。

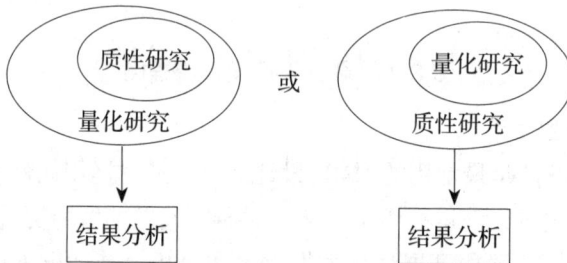

图 3-8　并行嵌套设计流程图

5. 多阶段混合设计

多阶段混合设计是一种扩展性混合设计，质性研究或量化研究可并行或按顺序开展，贯穿于研究的不同阶段。混合主要体现在多层面的分析上，研究者整合量化和质性数据来回答同一研究问题或相关问题的相关方面，常用于实施性研究或参与性行动研究中。此类设计方案中，每一个组成部分本身就是一个独立的研究，且独立的研究最终组合成一个总体的研究方案，在整个研究过程中，不同阶段的研究目标不同，其流程图见图3-9。

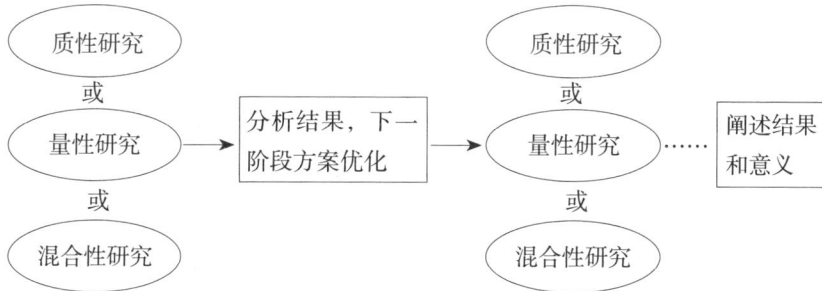

图 3-9　多阶段混合设计流程图

三、混合方法研究的步骤

对于不同的混合方法研究（MMR）设计而言，其研究步骤存在一定差异但大部分是一致的。目前较被认可的是约翰逊和奥屋格普兹提出的 MMR 的 8 个步骤[15]。

1. 明确研究问题，选择研究方法

在进行 MMR 时，研究者应该思考研究问题适合哪种研究方法，是否需要采用 MMR。

2. 明确研究目的，阐述选择 MMR 的理由

在研究者明确了自己的研究问题适合采用 MMR 时，需要阐述采用 MMR 的理由，即为什么该研究问题需要结合量化研究和质性研究方法，通过 MMR，对于解决研究问题有哪些帮助。

3. 选择 MMR 设计

研究者需要选择适合自己研究的设计类型，明确在研究设计、数据收集、结果分析整个研究过程中，量化研究和质性研究的目的、顺序以及权重，根据自己研究的目的选择最适合的研究设计。

4. 收集、整理和筛选研究数据

研究者应该详细制订、描述量化研究和质性研究部分的数据收集、整理和筛选过程。比如，需要考虑如何进行两种研究的抽样，同时需要考虑研究对象抽样的顺序性以及样本之间的关系。

5. 数据分析

数据分析的基本步骤（表 3-3）包括数据压缩、数据呈现、数据转换、数据关联、数据合并、数据比较和数据整合 7 个环节。

表 3-3　数据分析的基本步骤

步骤	内容
数据压缩	对质性数据进行提炼、编码、分类；对量化数据进行统计分析
数据呈现	将量化数据和质性数据进行展示，可采用图表形式
数据转换	将质性数据进行赋值，转化为量化资料；或将量化资料形成类别，成为质性数据的维度
数据关联	将两种数据进行关联
数据合并	将两种数据进行合并，生成新的变量
数据比较	将两种数据结果进行比较
数据整合	将所有数据整合为一个整体

6. 核实研究数据

对所获得的数据进行核实。

7. 解释研究数据

研究者在分析、核实完量化和质性数据后，需要对分析的数据进行解释。在这个阶段，会出现研究结论一致、结论互相补充、结论不符甚至互相矛盾三种情况。当出现研究结果一致时，说明对于研究问题，量化研究和质性研究得到的研究结论是相互解释证明的，如此便说明研究结果的可靠性。第二种情况则说明，研究从多元化的角度看待研究问题，且结果互相补充，实现了对研究问题的充分、全面阐述。最后一种情况是研究者采用不同的研究方法，解释同一个研究问题时发现了互不相同或者互相矛盾的结果，一旦出现这种结果，则需要仔细思考出现冲突的原因，是否因研究者方法操作失误或者分析方法不当引起的，还是因研究者选择的理论不恰当导致的，需要重新选取其他的理论或发展新理论进行差异的解释。

8. 得出结论，撰写研究报告

综合解释、整合、讨论量化研究和质性研究的结果，得出结论和观点，并对未来研究方向进行说明。

【案例】

中国台湾省学者采用 MMR，探讨叙事教学法如何改善护士对老年人的积极态度，提高学生实践老年人护理的意愿。实验组参与老年护理课程叙事教学法，为期 18 周，每周 2 小时。通过量表对所有的研究对象进行前测和后测获取量化资料，并进行半结构访谈，获取质性资料。结果显示，叙事教学组护士对于照护老年人的态度及意愿均得到明显提高[15]。

美国一项针对青少年风湿性疾病患者进行叙事干预的研究，就属于混合研究[16]。该研究通过故事分享让患者重构医疗经历，从而建立起对疾病的认知，同时产生一种归属感。该研究对象为纽约布朗克斯区14~21岁的风湿性疾病患者，参与者需完成1小时的创意写作课程，重点是慢性病患者的经历；采用问卷调查的方式评估患者报告的结果，后期再通过视频访谈讲述疾病故事并分享个人经历。结果显示，接受创意写作及故事分享的患者生活质量明显提高。

MMR 将质性及量化两种研究类型有机结合，不仅可以扬长避短，而且表现出新的质的不同。每个研究方法都有其潜在弱点，联合使用时可以互相补充，使各自的优点得到更好地发挥。通过叙事医学，研究者可整合使用量化研究的数字和质性研究的文字，能够较清楚地了解研究的问题，探究参与者的观点以及这些观点背后代表的内涵。运用统计方法，通过调查样本以及少数实验参与者的定量结果，还可以探究较深层的结果。

（贾俊君，曾韬，徐芸，郭兰）

参考文献

［1］Slocum RB, Villano JL. Narrative medicine applications for neuro-oncology patient identity and quality of life［J］. J Clin Neurosci, 2021, 83：8-12.

［2］Yu H, Qiao A, Gui L. Predictors of compassion fatigue, burnout, and compassion satisfaction among emergency nurses：A cross-sectional survey［J］. Int Emerg Nurs, 2021, 55：100961.

［3］Stumbar SE, Phan M, Samuels M. An Exploratory Study of a Fourth-Year Narrative Medicine Elective：Promoting Strategies for Personal Well-being and Improved Patient Care［J］. South Med J, 2023, 116：42-45.

［4］Marinello D, Zucchi D, Palla I, et al. Exploring patient's experience and unmet needs on pregnancy and family planning in rare and complex connective tissue diseases：a narrative medicine approach［J］. RMD Open, 2022, 8.

［5］Bajaj N, Phelan J, McConnell EE, et al. A narrative medicine intervention in pediatric residents led to sustained improvements in resident well-being［J］. Ann Med, 2023, 55：849-859.

［6］Heinonen G, Spiegel M, Blinderman CD. Conducting a narrative medicine workshop in ambulatory palliative care：A feasibility and exploratory study［J］. Palliat Support Care, 2023, 1-6.

［7］Xue M, Sun H, Xue J, et al. Narrative medicine as a teaching strategy for nursing students to developing professionalism, empathy and humanistic caring ability: a randomized controlled trial [J]. BMC Med Educ, 2023, 23: 38.

[8] Ajami M, Kagawa M, Roshanmehr F, et al. Narrative-focused Group Counseling Improves Intervention Outcomes in Women With Obesity [J]. J Nutr Educ Behav, 2022, 54: 894-901.

[9] Daryazadeh S, Adibi P, Yamani N. The role of narrative medicine program in promoting professional ethics: perceptions of Iranian medical students [J]. J Med Ethics Hist Med, 2021, 14: 21.

[10] Scarpino I, Zucco C, Vallelunga R, et al. Investigating Topic Modeling Techniques to Extract Meaningful Insights in Italian Long COVID Narration [J]. BioTech (Basel), 2022, 11.

[11] Raff JP, Sege J, Braiotta R, et al. The Impact of a Narrative Medicine Life Story Pilot Program on Press Ganey Scores in an Outpatient Cancer Center[J]. Health Commun, 2023, 1-11.

[12] Yu H, Gui L. Compassion fatigue, burnout and compassion satisfaction among emergency nurses: A path analysis [J]. J Adv Nurs, 2022, 78: 1294-1304.

[13] Karp C, Moreau C, Sheehy G, et al. Youth Relationships in the Era of COVID-19: A Mixed-Methods Study Among Adolescent Girls and Young Women in Kenya [J]. J Adolesc Health, 2021, 69: 754-761.

[14] Schoonenboom J, Johnson RB. How to Construct a Mixed Methods Research Design[J]. Kolner Z Soz Sozpsychol, 2017, 69: 107-131.

[15] Hsu PT, Chen JJ, Ho YF. The effects of narrative pedagogy on increasing nursing students' willingness to practice older people care: A mixed-methods research [J]. Nurse Educ Pract, 2022, 62: 103356.

[16] Lanis A, Tu E, Peskin M, et al. Storytelling of Young Adults with Chronic Rheumatologic Illnesses: A Pilot Study [J]. Healthcare (Basel), 2022, 10.

第四章
叙事医学的教学研究

叙事医学的兴起，是对现代医学教育模式的一种补充和完善。在现代医学教育与实践中，叙事医学已然成为不可或缺的一部分，它跨越了传统生物医学模型的边界，将患者的故事、体验和情感带入医学决策和治疗过程。随着医学人文学科的兴起，叙事医学的教学方法与应用受到了越来越多的关注和研究。本章节内容涉及叙事医学的教学策略、临床应用、评价反馈以及对未来发展方向的探讨，旨在为叙事医学的教学和实践提供一套全面、系统的教材，帮助读者深入理解叙事医学的核心理念，掌握在教学实践中如何更好地融入叙事医学的理念和方法，提升医学生和医生在面对复杂医疗情境时的决策能力和沟通技巧。

第一节　教材开发

叙事医学教材的开发是一个系统而细致的过程，旨在为医学生和医疗从业者提供一套全面、实用的叙事医学学习资源，这一过程需要跨学科合作，包括医学教育工作人员、临床医生、文学学者和心理学家等，以确保教材内容的全面性和实用性。教材开发遵循以下 7 个关键步骤：明确目标和受众、整合理论和实践、丰富内容和形式、强化互动和反馈、持续更新和评估、跨学科合作以及易于获取和使用。通过上述步骤开发出一套高质量的叙事医学教材，不仅可以提升医学生和医疗从业者的人文素养和沟通能力，还能促进他们在临床实践中更好地理解和关怀患者。（图 4-1）

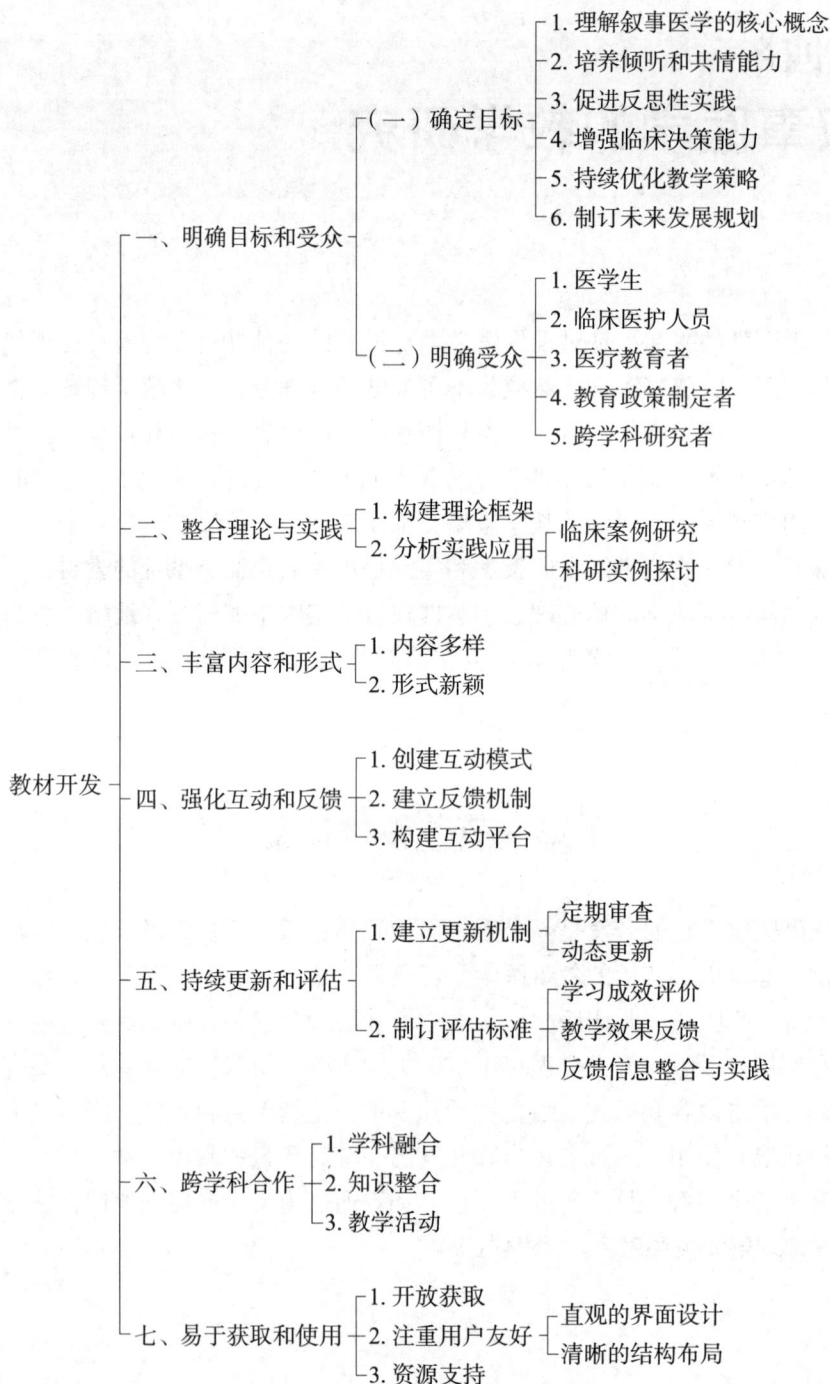

图 4-1　叙事医学教材开发

一、明确目标和受众

（一）确定目标

本教材旨在为医学生、住院医师、专业医生以及所有希望在医疗实践中融入叙事医学理念的医疗从业者提供一套全面的教育工具。通过本教材的学习，读者将掌握以下必要的知识和技能，以有效运用叙事医学的原则和实践。

1.理解叙事医学的核心概念

提供叙事医学的理论框架，包括其历史发展、关键概念和理论基础，以及在医学教育和临床实践中的重要意义，以便读者能够对叙事医学有一个清晰的认识。

2.培养倾听和共情能力

通过案例学习和实践练习，提高与患者有效沟通的能力，更好地理解患者的故事和需求。通过叙事医学的实践，建立和维护更加和谐、信任的医患关系。

3.促进反思性实践

分享有效的叙事医学教学策略，涵盖不同的教学方法和工具，如平行病历、反思性写作和角色扮演等，以激发学生的叙事能力和自我反思，促进个人成长和职业发展。

4.增强临床决策能力

探讨叙事医学在临床实践中的应用，分析如何将患者叙事更好地融入日常医疗工作，综合考虑患者的故事和背景，提升医疗服务的人文关怀和个性化水平。

5.持续优化教学策略

提供评估工具和反馈机制，帮助教育者和医学生衡量叙事医学教学和学习效果，确保持续改进和优化教学策略。

6.制订未来发展规划

包括潜在的研究议题、教育创新以及在医疗实践中的新应用。

（二）明确受众

通过精确地定位受众，为不同背景和经验水平的医疗从业者提供适宜的学习资源，以促进他们在医疗实践中更好地运用叙事医学的理念和技能。主要包括以下几类特定的群体。

1. 医学生

这里指从本科到住院医师规范化培训阶段不同阶段的医学生，帮助医学生建立对叙事医学的基本认识和兴趣，培养其与患者有效沟通的技巧，以及将叙事融入临床工作的能力。

2. 临床医护人员

为临床医师（包括家庭医生、专科医生及护理人员）提供深入学习叙事医学的机会，提高与患者沟通和共情的能力，以提升其临床思维和实践技术水平。

3. 医疗教育者

为医学教育者（医学院的教师、课程设计师和教育研究者等）提供教学资源和方法，将叙事医学融入现有课程，或者开发新的教学内容。

4. 教育政策制定者

帮助医疗相关行政管理人员理解叙事医学在医疗教育中的潜力、在提升医疗服务质量中的作用，以制定支持性和创新性的教育政策。

5. 跨学科研究者

为心理学、社会学和文学等领域的研究者提供了解和研究叙事医学的视角和工具。

二、整合理论与实践

在整合理论与实践时，确保内容的深度和广度，既要有理论的详细解释，也要有丰富的实际应用案例，不仅能够加深读者对叙事医学的理解，还能提高其理论应用于临床实践的能力。

1. 构建理论框架

系统介绍叙事医学的基本理论，包括其定义、历史发展、主要原则和理论模型。

2. 分析实践应用

（1）临床案例研究：选取具有代表性的临床案例，展示叙事医学在实际医疗环境中的应用，如患者故事的收集、分析和反思。

（2）科研实例探讨：分析叙事医学在临床科研中的应用，包括研究设计、数据收集和分析过程中的叙事元素。

三、丰富内容和形式

系统阐述如何在叙事医学教材中丰富内容和形式，确保教材不仅覆盖广泛的主题，而且采用多样化的教学方法和资源，以适应不同的学习风格和需求。

1. 内容多样

涵盖叙事医学的各个方面，包括但不限于患者沟通、伦理决策、团队协作等；还要介绍如何将叙事医学的视角和方法应用于临床科研，包括研究设计、数据收集和分析等；并讨论叙事医学在临床和科研中涉及的伦理和法律问题，如患者隐私保护、知情同意等。

2. 形式新颖

采用多种教学形式，如互动式学习模块、多媒体教学资源、模拟练习、视频案例分析和在线学习平台等，以适应不同的学习风格。

四、强化互动和反馈

教材设计除提供丰富的学习内容外，还需要通过有效的互动和反馈机制，促进学生的积极参与和深入理解。

1. 创建互动模式

设计小组讨论、角色扮演、临床场景模拟和案例分析等互动环节，促进学生的参与和实践。

2. 建立反馈机制

建立有效的反馈系统，包括学生即时反馈、同行评审和教师反馈，以持续改进教材内容。鼓励学生撰写学习日志和反思性写作，记录学习过程中的体会和进步。根据学生反馈和学习成果，教师可以调整教学方法和内容，以更好地满足学生的学习需求。

3. 构建互动平台

建立在线论坛和讨论区，或者利用互动式学习工具，如模拟器、互动式视频和在线测验等，以提高学生的参与度和学习兴趣，促进知识的共享，深化沟通交流。

五、持续更新和评估

1.建立更新机制

（1）定期审查：根据医学发展、教育研究和用户反馈，定期更新教材内容，确保其时效性和相关性。

（2）动态更新：建立一个动态更新系统，允许快速整合新的研究成果、临床实践案例和教育方法。

2.制订评估标准

（1）学习成效评价：设计评估工具和方法，以衡量学生对叙事医学理论知识的掌握和实践技能的运用。

（2）教学效果反馈：通过问卷调查、访谈和学习成果分析，收集学生、教师和行业专家的反馈，评估教材的教育效果。

（3）反馈信息整合与实践：根据评估结果和反馈，不断调整和优化教材内容和教学方法，以衡量教材的教育效果和受众满意度。

六、跨学科合作

通过实施跨学科合作，确保教材内容的全面性和深度，有助于提升教材质量和教育效果；同时通过不同学科的视角和方法，丰富学生的学习体验和理解，有助于培养具有全面视角的医疗专业人才。

1.学科融合

与医学、文学、心理学、社会学和伦理学等不同领域的专家合作，以丰富教材的视角和内涵。

2.知识整合

整合不同学科的知识和方法，与不同学科的专家合作，共同开发和分析临床案例，为学生提供全面的学习体验。

3.教学活动

设计跨学科的教学活动，如跨学科小组讨论、案例研究和项目工作，并定期邀请不同学科的专家举办讲座和研讨会，为学生提供更广阔的视野和深入的见解。

七、易于获取和使用

教材开发要实现易于获取和利用，确保教材能够被广泛地使用，并为用户提供最佳的学习体验。

1. 开放获取

确保教材的格式和设计可以在多种设备和操作系统上访问，包括电脑、平板和智能手机，以适应不同用户的需求。并提供开放获取选项，使教材能够被更广泛的读者群体免费访问，包括学生、教育工作者和专业人士。

2. 注重用户体验

（1）直观的界面设计：设计直观易用的用户界面，确保用户可以轻松导航和查找所需信息。

（2）清晰的结构布局：采用清晰的章节划分和逻辑结构，帮助用户快速定位和理解内容。

3. 资源支持

提供额外的学习资源和工具，如在线论坛、案例库和教学视频等，以支持学习和教学。利用云服务或在线协作工具，方便用户上传、分享和讨论学习材料。

第二节　课程设计

叙事医学课程的设计旨在培养医学生和医疗专业人员的叙事能力，使他们能够更好地理解患者的经历、感受和需求，从而提供更全面、更人性化的医疗服务。通过全面的视角来设计和规划课程，学生不仅能够学习到理论知识，教师还能提升自身教学研究能力。课程设计注重将叙事医学的元素融入课程，以及如何通过课程设计来实现教学目标，确保课程内容的实用性和教学方法的多样性（图 4-2）。

```
1.知识目标┐                         四、教学方法┬1.课堂教学
2.技能目标├一、教学目标┐                      ├2.互动体验
3.态度目标┘            │                      └3.实践环节
                      │
1.课程介绍┐            │           五、课程评估┬1.评估方式┬过程性评价
2.模块划分├二、课程结构─┼课程设计┤          │        └终结性评价
3.时间安排┘            │        ├          ├2.反馈机制
                      │        │          └3.评价标准
1.理论教学┐            │        │
2.实践教学├三、教学内容─┘        ├六、教学资源┬1.教学资源
                               │          └2.支持系统
                               │
                               └七、课程改进┬1.课程反馈
                                          └2.课程更新
```

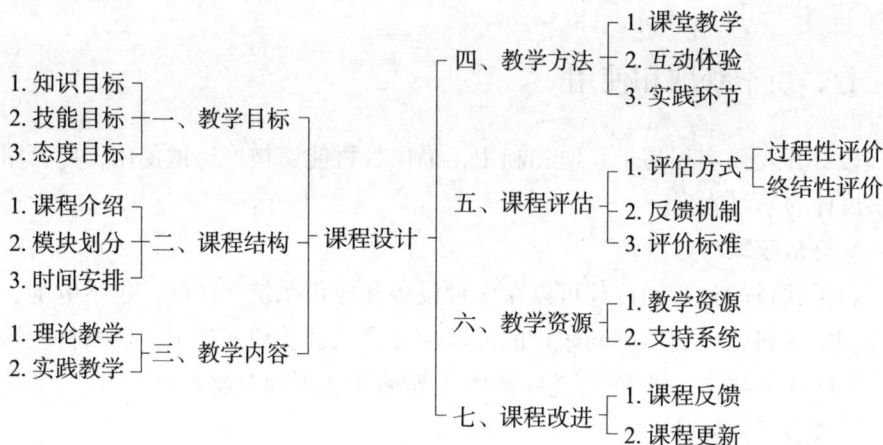

图 4-2　叙事医学课程设计

一、教学目标

1. 知识目标

培养医学生掌握叙事医学的基础知识，包括理解叙事医学的核心理念及其在医疗实践中的重要作用。通过学习，医学生将能够熟练掌握叙事医学的理论框架，并深入理解其核心概念。

2. 技能目标

掌握叙事医学的实践技能，注重倾听与理解，强化共情与反应，从而增强叙事分析能力和临床决策能力。

3. 态度目标

形成良好的人文素养，构建和谐医患关系；完成医学生向医生的转变、医学生职业身份认同与成长，和谐医者与自我关系。

二、课程结构

1. 课程介绍

解释叙事医学的概念，它如何与临床科研结合，及其在现代医疗实践中的重要性。

2. 模块划分

将课程分为若干模块，每个模块专注于不同的叙事医学主题和技能，包括

叙事理论基础、患者故事分析和反思性写作等。

3. 时间安排

提供每个模块或课程内容的预计时间，包括课前准备、课堂互动和课后作业时间。

三、教学内容

课程内容分为理论教学和实践教学两部分。

1. 理论教学

理论教学包括叙事医学的基本概念、发展历程、理论基础、伦理考量、相关资源与支持等。

2. 实践教学

实践教学包括倾听与沟通、叙事分析、写作与反思、案例研究与讨论等。

四、教学方法

1. 课堂教学

采用讲授、小组讨论、案例分析、角色扮演、模拟临床对话等多种教学方法，以提高医学生的学习兴趣和参与度，促进医学生的主动学习和深入理解。

2. 互动体验

设计互动性强的课程活动，包括叙事医学工作坊、患者故事分享会和反思性写作小组等。

3. 实践环节

安排学生参与教学观察、教学案例分析、叙事医学研究项目等，以增强学生的实际操作能力。

五、课程评估

1. 评估方式

课程评估方式包含过程性评价和终结性评价，并且评估方式多样。

（1）过程性评价：包括课堂表现、小组讨论参与度和教学实践的表现等。

（2）终结性评价：包括期末考试、论文撰写和叙事作品分析等。

2. 反馈机制

提供及时的反馈，帮助学生了解自己的进步和需要改进的地方，鼓励持续地自我反思和成长。

3. 评价标准

设置一定的评价标准，以便于对学生的学习成果进行客观、公正的评价。

六、教学资源

1. 教学资源

提供丰富的教学资源，包括案例库、参考文献和在线学习材料等。

2. 支持系统

建立一个支持系统，包括教师指导、同伴互助和学习社区等，以促进学生的学习和交流。

七、课程改进

1. 课程反馈

定期收集学生和教师的反馈，评估课程效果，总结课程设计的经验和不足，进行反思，并提出改进措施。

2. 课程更新

根据最新的研究成果和教学反馈，不断更新和改进课程内容和教学方法，并展望未来课程发展的方向。

第三节　教学内容

在医学的广阔领域中，叙事医学教学如同一盏明灯，照亮了医者与患者之间沟通的桥梁，为原本冷冰冰的诊疗过程带来了温暖与关怀。本章节将深入挖掘叙事医学的精髓，清晰界定其概念，并结合案例分析、理论探讨以及实践指导，引导读者走进一个充满同理心和人文关怀的医学新境界。通过分析叙事医学核心理念，如倾听、反思和表达，以深化对患者故事的理解，并提升医者的同理心和沟通技巧。鼓励医学生和从业者倾听患者的声音，用心灵感受、用行动回应，共同探索医学与人文的和谐共生（图4-3）。

（一）知识目标：叙事医学的理论基础
- 教育理念
- 重要性
- 理论框架及核心概念

一、具体教学目标

（二）技能目标：叙事医学的实践技能掌握
- 深化倾听与理解能力
- 强化共情与共情反应能力
- 达到医患共同决策

（三）态度目标：培养医学人文精神与职业成长
- 提升人文素养
- 完成医学生向医生的转变

教学内容

（一）基本理念及核心内容
- 基本理念
- 核心内容
  - 三焦点
    - 关联性
    - 共情
    - 情感
  - 三要素
    - 关注
    - 再现
    - 归属
  - 两工具
    - 细读
    - 反思性写作

二、叙事医学教学内容

（二）倾听与沟通
- 倾听技巧
- 沟通技巧

（三）叙事分析
- 文本细读训练
- 阅读步骤

（四）写作练习
- 平行叙事病历书写
- 医学职业反思性叙事创作

（五）案例研究与讨论
- 案例研究与讨论的作用
- 具体实施步骤
- 跨学科协作及知识的融合
- 医患共同决策模式

（六）伦理考量
- 伦理意识的提升
- 平衡叙事医学与医学科学

（七）扩展阅读与相关资源
- 扩展阅读的重要性
- 资源推荐

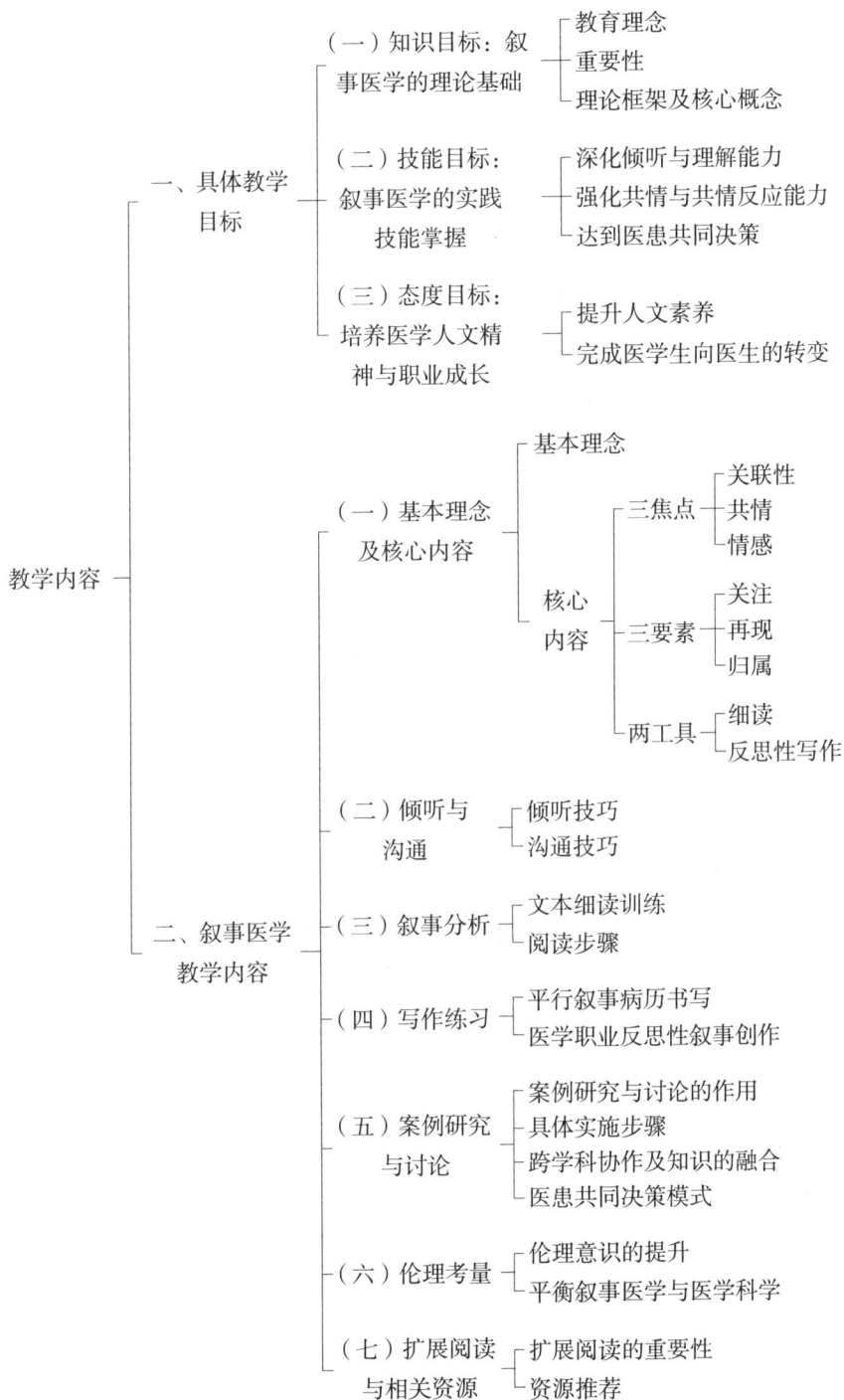

图 4-3 叙事医学的教学内容

一、具体教学目标

依据本章第二节课程设计中的教学目标制订教学内容，教学目标应达到知识、技能、态度 3 个方面的提升，需掌握的教学目标具体如下。

（一）知识目标：叙事医学的理论基础

1. 叙事医学的教育理念

医学的本质是人类对痛苦的感知和缓解痛苦的愿望，这使得医学自诞生之初就不仅仅是一门科学，更蕴含着深厚的人道主义精神。医学的核心是对人的关怀，它涉及人类情感、人性、思想、价值观、生命观念和个人感受等独特品质。疾病，作为客观存在的现象，是人体在特定条件下出现的结构、功能或生命活动过程的异常。尽管疾病本身不具备意识和情感，但同一疾病在不同个体中可能引发截然不同的主观体验，如痛苦、恐惧或无助。

随着科技的发展，医学技术取得了显著进步，诊断技术从宏观层面深入微观层面，治疗也从仅仅缓解症状发展到针对病因的治疗。医学界逐渐认识到人文关怀和伦理在疾病发生、发展和转归中的重要性，医学模式也相应地转变为"生物－心理－社会"模式。然而，在专注于疾病治疗的过程中，医生有时可能会因过度专业化、技术至上主义、人文关怀不足或沟通技巧欠缺而忽视了患者的痛苦、人的价值和患者的权利，从而忽略了医学实践中"人"的核心地位[1]。

佩利格里诺（Pellegrino，1984）强调，医生的思维方式应当是科学的，同时也需要具备伦理分析和道德判断的能力，以便在临床实践中做出恰当的决策。人文知识对于医生的工作至关重要，例如，辩证法在鉴别诊断中的应用，病史采集实际上是通过患者这一独特资源来构建叙事（即患者的生活故事）。医患交流是一个需要深层次理解语言、文化和非语言交流的复杂过程。

叙事（narrative）是个人用来解释和理解自身经历的故事。在医学领域，叙事扮演着至关重要的角色。叙事医学（narrative medicine）是由美国哥伦比亚大学的丽塔·卡伦（Rita Charon）教授于 2001 年提出的概念，它是一种医学实践方法，强调在医疗过程中重视患者的故事和经验，以及医患之间的情感交流和共情[2]。

2. 叙事医学的重要性

叙事医学认为，患者的叙事不仅是医学历史的记录，更是理解疾病的关键。通过患者的故事，医生能够更全面地了解疾病对患者生活的影响，从而提供更个性化和有效的治疗。在医学领域中，叙事医学将科学与人文进行融合，使医学实践更加人性化、情感化和关怀化，通过叙事能力来实践医学，整合医学的专业性与普世性，为科学与人文之间的交流开辟了通道。

在中国，医学技术的飞速发展带来了巨大的变革，然而，在这一过程中，技术进步的光芒似乎不经意间遮蔽了医患间应有的人文关怀，使得医学实践在某种程度上出现了"去人性化"的趋势。随着医学人文的兴起，医者的人文意识逐渐复苏。2006 年，叙事医学的概念首次出现在中国期刊上，引起了国内学者和医疗工作者的关注。2011 年，南方医科大学杨晓霖教授率先开设了"叙事医学"课程，这一举措具有里程碑意义，标志着叙事医学正式进入我国高等医学教育体系，为培养具有人文关怀精神和良好沟通能力的医学人才奠定了基础。

叙事医学不仅仅关注疾病本身和治疗方案，更关注患者作为个体的经历、感受、价值观和期望。它鼓励医务人员倾听患者的叙事，理解他们的疾病体验、生活背景和心理状态，从而提供更加个性化和全面的医疗服务。在叙事医学的实践中，医务人员需要具备一定的叙事能力，包括倾听、理解、解释和共情等能力。他们需要通过与患者建立积极的关系，引导患者讲述自己的故事，从而更深入地了解患者的需求和期望。同时，医务人员也需要运用创造性的方式，如写作、讲述等，来再现患者的叙事，并为其赋予意义，以促进医患之间的沟通和理解。

3. 叙事医学的理论框架及核心概念

叙事医学强调患者的疾病体验和生活故事对于理解其健康状态的重要性。它不仅记录疾病的客观过程，还揭示患者的主观体验、情感反应和生活背景。叙事医学的基本框架包括以下 3 个步骤：一是收集故事：通过访谈、观察和文档记录获取患者的个人故事。二是分析故事：分析故事内容，识别疾病的主观体验、生活背景和情感状态。三是应用故事：将故事中的信息应用于临床决策、治疗计划和沟通策略。

叙事医学整合叙事学、医学人文和临床实践，提升医疗质量和患者体验。其核心概念包括患者中心、同理心和反思实践。

（1）患者中心：叙事医学强调将患者的个人经历和故事作为治疗和护理的中心。患者不仅是疾病的接受者，而且是其健康故事的叙述者，医疗工作者应尊重和重视患者的声音。在医疗过程中将患者的需求、感受和权益置于中心地位，这种理念体现了对患者个体性的尊重，以及对患者整体健康和福祉的深切关怀[3]。

①尊重个体差异：每个患者都是独特的，医护人员应根据患者的具体情况

提供个性化服务。

②关注患者需求：深入了解并积极倾听患者的需求和期望，建立信任关系。

③促进沟通与合作：与患者及其家属保持开放、诚实的沟通，共同制定治疗计划。

④强调患者参与：鼓励患者积极参与医疗决策过程，提供充分信息和教育。

⑤关注整体健康：关注患者的生理、心理、社会和精神健康，提供全面的医疗照护。

（2）同理心：同理心亦译为"设身处地理解""感情移入""共情"等，是叙事医学的核心，要求医生深入患者内心世界，理解他们的痛苦、恐惧、希望和挣扎。例如：倾听患者的故事，设身处地地理解和感受他人的情绪、需求和困境，理解患者的情感和心理状态，从而产生共鸣和同情的能力，建立和谐的医患关系，改善治疗效果[3]。同理心不仅包括对他人情绪和情感的认知性的觉知、把握和理解，还涉及情感上的共鸣和行动上的支持。培养同理心的途径包括以下 3 个方面。

①提升自我意识：认识到自己的情感、偏见和局限性，通过自我反思和专业培训提升敏感度。

实践方法：医生可以通过自我反思、接受同事和患者的反馈、参与专业培训等方式来提升自我意识。

②加强沟通技巧训练：学会倾听、提问和给予反馈，建立良好的沟通关系。

实践方法：医生可以参加沟通技巧培训、模拟患者交流场景进行练习、阅读相关书籍和文章等。

③参与叙事医学实践：通过撰写平行病历和参与研讨会，深入理解患者的内心世界。

实践方法：医生可以撰写平行病历，记录患者的个人故事和情感体验；参与叙事医学研讨会，与同行分享和交流经验；在阅读患者病历时，注重患者的个人背景和情感经历等。

（3）反思实践：医务人员应反思自己的医疗实践和经历，以改善临床技能和促进个人成长。叙事医学鼓励医务人员记录和分析工作经历，提升自我认知和职业满意度[4]。反思实践的工具包括书写平行病历和进行反思性写作，详细内容见本章节写作练习——平行病历书写、医学职业反思性叙事创作。

通过这些核心概念和实践方法，叙事医学旨在构建一个更加人性化、尊重和共情的医疗环境，促进医患之间的有效沟通，提升医疗质量和患者满意度。

（二）技能目标：叙事医学的实践技能掌握

1. 深化倾听与理解能力

叙事医学的实践技能要求医者超越对患者生理状况的关注，深入探索其心理、情感和社会背景。这要求医者全神贯注地倾听患者的故事，包括个人经历、感受、担忧和期望，并将这些零散的叙述整理成连贯的故事。通过叙事分析，医者能够识别故事中的主题、模式和转折点，分析文化、社会和心理因素，以及关键信息和情感线索，从而全面理解患者的状态。医护人员应当以心灵去倾听患者关于情感与人际关系的叙述，而不只是依赖仪器去捕捉身体生理的信号。通过这种深层次的交流，医护人员能够更全面地理解患者，从而提供更为人性化和细致的医疗服务。

2. 强化共情与共情反应能力

增强医护人员与患者之间的共情能力是叙事医学技能的核心追求，这不仅能够促进更深入的人文关怀，还能为患者提供更全面、更富有同理心的医疗服务体验。通过培养共情能力，医疗专业人员能够更真切地理解患者的需求和感受，从而在治疗过程中实现更有效的沟通和更细致的关怀。医者应将患者视为需要细读、研究和理解的文本，通过倾听、细读、观察和理解患者，给予情感上的支持。医者可以通过言语和非言语方式表达对患者情感的共鸣和理解，展现真诚的关心和支持，以开放、非评判的态度接纳患者的叙述，帮助患者感受到被重视和尊重。同时，鼓励患者表达自己的情感和需求，为其提供情感宣泄的空间。

3. 达到医患共同决策

随着医学模式的转变和公众健康意识的增强，人文关怀、医患沟通、团队协作与理论知识、实践技能同等重要。医学技术的发展带来了更多治疗疾病的方法，而医学的目标不仅是治疗疾病，还应包括"以病人为中心"的医疗服务理念。这要求临床决策过程中实现医患共同决策（shared decision making，简称SDM），即医生和患者共同参与，讨论治疗选项的利弊，考虑患者的价值观和偏好，最终做出符合患者需求的决策。

叙事医学通过倾听患者的故事，帮助医生深入了解患者的个人背景、生活经历和价值观，从而在决策过程中更好地考虑患者的个人需求和对疾病的情感反应及生活影响。叙事医学强调医患之间的开放沟通，鼓励医生倾听患者的叙事，同时也让患者更好地表达自己的观点和需求。这种沟通方式有助于建立信任，并促使患者积极参与决策过程。例如，医生可以使用开放式问题了解患的经历和期望，鼓励患者讲述他们的故事，更全面地了解患者的观点和疑虑，有助于双方在决策时有更多的背景知识和理解，共享知识、信息，从而做出更为合理的决策。医生可以根据患者的个人故事来制订个体化的治疗方案，而不是仅仅依赖标准的治疗指南。这种个体化的治疗方法能够更好地符合患者的生活方式和价值观。

医学人文是医学不可或缺的一部分，而叙事医学的学习能够增强学生的同理心、责任感和人文关怀精神，使他们能够更好地理解患者的需求和感受。通过叙事技巧的训练，学生能够运用有效的沟通（包括倾听、表达、共情等）提升医患沟通的质量和效果。叙事医学强调医生对患者的尊重和共情，通过倾听患者的故事，建立积极的医患关系。实现 SDM，提升医疗服务质量、增强患者满意度和治疗效果。

（三）态度目标：培养医学人文精神与职业成长

1. 提升人文素养——构建和谐医患关系

2016 年 8 月 19 日的全国卫生与健康大会上正式提出"大健康""大卫生"理念，将以"治疗疾病"为中心转向以"人民健康"为中心。随着"大健康""大卫生"理念的提出，医疗实践正从"以治疗为中心"转向"以人民健康为中心"。这一转变要求医务工作者全面关注患者的身心健康和福祉，实现从关注疾病本身到关注患病个体的转变。叙事医学作为实践工具，强调了医务工作者在临床工作中倾听患者故事的重要性，通过理解患者的痛苦和需求，促进医患之间的理解和信任，从而提升医疗服务的质量和效率。

培养医护人员的叙事能力对于整合医患观点至关重要，它不仅增强了医护人员的职业精神和共情能力，还促进了对医疗行为的自我反思[5]。叙事能力是人际关系的基础，它帮助医务工作者培养同理心、建立亲密关系，并加强社会交往。通过叙事连接，患者、家庭、医疗机构和社区能够建立更和谐的联系。叙事医学赋予医护人员深入倾听患者的能力，让他们能够深刻理解患者对疾病的感受和体验。通过帮助患者构建疾病故事的叙事框架，医护人员能够与患者共同探索疾病背后的深层意义。这一过程不仅促进了医患之间的相互理解，还增强了双方的信任感，为建立稳固的医患关系奠定了坚实的基础。在当今这个医疗技术高度发达但精神交流匮乏的时代，叙事医学的目的是确保医务工作者与患者之间不会成为缺乏交流的陌生人，而是保持密切和有意义的联系。

2. 完成医学生向医生的转变——和谐医者与自我关系

医学生通过理论学习积累了生理学、解剖学和病理学等基础知识。但要将这些理论应用于临床实践，转化为实际技能，必须通过丰富的临床实践、动手操作和持续练习来实现[6]。临床实习和住院医师培训对于医学生技能的提升尤为关键，它们提供了宝贵的实践经验，对技能的掌握和专业自我认同的建立起着决定性作用[7]。医学生向医生的转变不仅是从学习者到实践者的角色演变，更是对专业身份的深化认同。这一过程要求他们在技能提升的同时，也要重新定义自己的职业角色，明确职责和使命，以更加敬业的态度投身工作。此外，医者的自我认同还包括职业伦理的内化、情感与心理的调适，以及对职业生涯的深思熟虑规划。

叙事医学教育在这一过程中发挥着重要作用，从以下 3 个方面帮助医学生。

（1）职业伦理与责任感培养：通过叙事医学，医学生学会尊重患者、诚实沟通和保密，理解患者的故事，培养职业伦理和责任感。

医生的职业伦理核心在于尊重患者、坚守诚实和保密原则。这些原则对医学生的职业成长至关重要[8]。叙事医学与医学伦理相辅相成，均强调对个体的尊重与关怀。叙事医学不仅深化医生对医学伦理的理解，还在实际工作中为医务人员提供了宝贵的实践指导。它提升医生倾听和理解患者故事的能力，使医生能够洞察疾病背后的深层含义，从而更全面地理解患者。医学生在成为医生的过程中，必须从书本知识转向面对具有独特故事的个体，这要求他们不仅要有专业知识，还要有同理心和沟通技巧。

（2）情感与心理调整：叙事医学通过沟通、写作、反思等方式，帮助医学生处理职业压力，增强职业自豪感和归属感。

医学职业的压力和情感挑战要求医生掌握应对策略，而叙事医学为此提供了有效途径。通过沟通、写作和反思，医生可以缓解职业压力，增进共情，建立信任的医患关系。倾听患者的故事，理解他们的痛苦和需求，不仅有助于患者感受到尊重和关怀，也使医生能更精准地诊断和治疗。此外，叙事医学为医生提供了情感释放的途径，通过记录和分享个人经历，有助于减轻心理负担，提升职业自豪感和归属感。这种自我反思和表达有助于医生克服职业倦怠，增强工作热情和满足感，从而在职业生涯中获得更大的成就感和幸福感[9]。

（3）职业生涯规划：叙事医学鼓励医学生拓展知识面，参与跨学科合作，实现职业发展的多元化。

医生的职业生涯规划是其专业成长的关键，涉及选择专业方向、学术研究和临床实践[10]。设定清晰的职业目标对于医生的发展至关重要。叙事医学的跨学科特性要求医生不断扩展知识视野，通过与不同领域专家的合作，促进医学创新。这促使医生在临床实践中扮演多重角色，他们不仅是疾病的诊断者和治疗者，也是患者的倾听者、支持者和教育者。这种角色的多样性有助于医生实现职业的全面发展，使他们能够更全面地理解和满足患者的需求，从而提供更高质量的医疗服务。通过在不同角色间灵活转换，医生能够更好地与患者建立信任关系，促进患者的康复进程。

医学教育应超越纯粹的专业和技术教学，培养具有敏锐观察力、共情能力、沟通技巧和想象力的医者。叙事医学不仅可以提升医生的职业身份认同，还有助于减少职业倦怠和提升工作满意度。缺乏叙事素养可能导致职业认同危机和实践失败，阻碍医学生向医生角色的转变。通过阅读前辈自传、聆听同行经验、撰写个人成长故事，医生可以形成强烈的职业认同。叙事医学教育对于加强医学生的职业身份认同感、减少职业倦怠具有重要作用。

二、叙事医学教学内容

（一）叙事医学的基本理念及核心内容

1. 叙事医学的基本理念

叙事医学是一种将患者的故事和经验融入医疗过程的实践方法，它强调医患之间的情感交流和共情。这一概念由丽塔·卡伦（Rita Charon）于 2001 年提出，旨在通过叙事能力整合医学的专业性与普世性，促进科学与人文的交流。叙事医学理念自 2006 年被引入中国以来，逐渐受到了广泛关注和认可。到了 2011 年，南方医科大学率先开设了相关课程，这一举措标志着叙事医学正式融入了中国的医学教育体系。

叙事医学关注患者个体的经历、感受、价值观和期望，鼓励医务人员倾听患者叙事，理解他们的疾病体验和心理状态，提供个性化医疗服务。医务人员须具备倾听、理解、解释和共情的能力，通过创造性方式再现患者叙事，促进医患沟通。

2. 叙事医学的核心内容——三焦点

叙事医学关注"关联性、共情和情感" 3 个焦点。关联性强调医患互动的重要性，共情能力对医患关系至关重要，而情感是医患双方都不可避免会经历的体验，尤其是那些负面情感，它们需要有适当的宣泄渠道来释放。

（1）关联性

关系医学，与 SDM 理念相辅相成，强调医患互动的核心地位，认为医生与患者的关联性对治疗过程至关重要[11]。这一理念认为，医生深刻理解患者的心理和社会需求，能够建立起具有治疗意义的关系。患者倾向于与那些愿意建立真正联系、展现关心并进行有效沟通的医生建立良好的医患关系。

在医患互动中，双方对疾病和治疗的看法可能存在显著差异。医生倾向于从科学角度解释病因和治疗，而患者则更多地从个人生活经验出发。这种差异可能导致双方在面对不良医疗结果时，经历"平行痛苦"，即缺乏共情和理解。因此，建立基于共情的医患人际关系对于建立信任和提高治疗依从性至关重要。如果医生不能从患者视角看问题，就无法建立有意义的关联，而这种关联是医患关系的基础。

（2）共情

在医学领域中，尽管共情的定义多种多样，尚未统一，但其被广泛认为对医患关系至关重要。共情能力使医生能够设身处地理解患者，对提升患者满意度、依从性乃至生理健康都有积极影响[12]。美国医学院协会已将共情培养纳入医学教育目标。医生的共情不仅可以提升临床效果和职业满足感，还能节约医疗资源。反之，缺乏共情可能导致患者提起医疗诉讼[13]。共情能力强的医学生在学业和临床技能上表现更佳[14]，但医学教育和实践可能削弱共情[15]。

"主体间性"是医学叙事的一个关键特征，涉及人与人之间的关联和共情。胡塞尔和海德格尔认为，主体间性包括认知行为和人际关系引发的个人转变，这需要共情。共情和叙事能力相辅相成，共情意愿强的医生更可能倾听患者故事，采取适当行动，而叙事能力好的医生更能从患者视角看问题，实现共情。丽塔·卡伦提出，医生应勇于从患者视角体验事件，即使不亲历患者痛苦，也能深刻理解患者。

（3）情感

医学文化传统上对情感投入持保守态度，担心过度的情感关怀可能影响医生的专业判断。在医生培养过程中，虽然强调了责任、利他、尊重和关心等正面价值观，但对痛苦、愤怒、恐惧等负面情感的探讨和处理却相对缺乏。临床教学中的"羞辱式教学"方式可能会加剧学生的焦虑和负面情绪，而心理学家认为这种状态不利于学习。

患者在面对疾病时，同样会经历一系列负面情感，这些情感可能比医生和医学生所经历的更具破坏性。医生需要认识到这些情感对治疗和医患关系可能产生的消极影响，以及对自身的潜在伤害，因为长期的情感负担可能导致职业倦怠。职业倦怠不仅影响医生的情感状态和个人成就感[16]，还可能降低医疗质量和增加医疗错误[17, 18]。

叙事医学提供了一个关注和处理情感，尤其是负面情感的途径。通过鼓励医患双方讲述和书写疾病故事，医生能更全面地理解患者的生理、心理和社会状况，从而实现共情。同时，叙述自己的故事也能帮助医患双方为情感找到宣泄的出口，在构建故事的过程中发现意义，超越情感困扰，开启新的篇章。

3. 叙事医学的核心内容——三要素

叙事医学的核心在于3个要素：关注、再现和归属。这些要素不仅促进医患之间的伙伴关系，还涉及医护与自我、同事以及社会的联系。

（1）关注

叙事医学将关注患者视为临床工作的核心，其中倾听是理解患者经历和情感的关键。患者的故事不仅包含疾病的症状，还涉及他们的生活和心理状态，这些信息对于诊断和治疗至关重要。医生通过全面、细致地倾听，能够构建完整的患者画像，从而作出更准确的诊断。

① 倾听为始：深度理解与共情

a. 全面性：医生应全面收集患者信息，包括症状、情感体验、生活变化和心理状态。

b. 细致性：医生需注意患者的言语和非言语信息，捕捉可能隐藏的重要线索。

c. 共情能力：医生展现共情，设身处地理解患者，建立信任，提高治疗依从性。

② 情商扩展：提升医疗质量与人文关怀

a. 同理心：医生深刻理解患者的情感和经历，提供情感支持，增强患者信任。

b. 人文关怀：医生关注患者的整体生活质量和心理健康，提供心理支持和生活方式调整建议。

c. 促进沟通：医生的关注态度鼓励患者分享真实想法，有助于制订个性化治疗方案。

通过这些方法，叙事医学提升了医疗质量，丰富了医患沟通，提高了患者的整体生活质量。

（2）再现

在叙事医学实践中，再现是理解患者经历的关键步骤，它要求医生超越表面的听和说，深入患者的内在世界。

①深度理解：是再现的核心。医生通过多感官的感知能力，如听觉和视觉，捕捉患者的非言语信息，如肢体语言和面部表情。这一过程涉及复杂的信息处理，医生需要整合、分类、比较和推断患者的故事，结合自己的医学知识和临

床经验，进行深层次的解读。

②情感共鸣：是再现的重要组成部分。医生通过设身处地理解患者的情感体验，与患者建立情感连接。这种连接有助于医生更全面地理解患者的需求和期望。

③创造性赋予：是再现的另一层面。医生通过想象和推理，对患者的故事进行补充和深入探索，发现故事中未被明确表达的细节和线索。这有助于医生为患者的故事赋予新的意义，为制订个性化治疗方案提供依据。

在实践应用中，再现技巧贯穿于诊疗的各个阶段：

a. 诊断阶段：医生通过再现技巧深入理解患者的症状和病因，作出更准确的诊断。

b. 治疗阶段：医生继续运用再现来关注患者的反应，调整治疗方案，并与患者沟通治疗进展。

c. 康复阶段：医生通过再现，帮助患者总结经验，提高自我管理能力，并鼓励患者分享康复故事。

通过再现，医生能够更深入地理解患者，提供更人性化的医疗服务，从而提升医疗质量和患者的整体生活质量。

（3）归属

关注和再现之后螺旋上升产生的医患间的伙伴关系就是归属。归属感是叙事医学中医患关系的核心，它源自关注和再现患者的体验，并在此基础上发展出深层次的伙伴关系。这种关系不仅存在于医患之间，也涉及医生与自我、同事，乃至整个社会的联系。

①医患归属：当医患双方视彼此为共同对抗疾病的盟友，建立在相互协作和信任基础上的关系能够提升治疗效果和就医体验，同时增强医生的职业满足感。

②医生与自我归属：医生认识到自己工作的意义，与患者保持和谐关系，是防止职业倦怠、维持共情意愿和减少医疗错误的关键。

③医生与同事归属：医生与医疗团队成员之间的归属感是医院发展的基础，通过相互理解、欣赏和学习，构建优秀的团队。

④医生与社会归属：在医学技术发展的背景下，医生需与社会建立积极的归属关系，重塑公众对医学的认知，避免对立。

⑤建立平等关系：叙事医学强调医患关系的平等化，医生通过倾听和再现患者的故事，打破传统的权力壁垒，与患者建立基于相互信任和尊重的伙伴关系。

⑥树立权威形象：医生的权威建立在专业能力、人文关怀和相互尊重之上，通过叙事能力展现专业素养，赢得患者的信任。

⑦促进个人成长和自我实现：医生在实践中不断提升自己的叙事能力，不仅提升专业素养，在心灵层面也获得成长，从而更加成熟和自信。

综上所述，叙事医学的三要素相互促进，共同构成了医学实践的核心理念和框架，旨在通过理解和解释患者的故事，建立平等的伙伴关系，实现医患双方的共同目标。

4. 叙事医学的核心内容——两工具

叙事医学的实践依赖于两种核心工具：细读和反思性写作。

（1）细读：使医务人员能够深入关注并理解患者的叙事，从而更准确地把握患者的经历和需求。通过细致分析患者的故事，医生可以揭示隐藏在言语之下的情感和期望，进而提供更个性化的医疗服务。

（2）反思性写作：一种通过书写来促进自我反思和理解的过程。医务人员通过记录和分析自身的医疗实践和与患者的互动，不仅能够提升自我认知，还能够促进对医患关系的深入理解。这种写作方式有助于医生从经验中学习，不断改进临床技能和沟通方法。

这两种工具在叙事医学分析和写作练习中发挥着重要作用，它们共同促进了医务人员对患者故事的深入理解，并在实践中不断反思和成长。通过细读和反思性写作，医务人员能够更好地与患者建立联系，提供更富有同理心和人文关怀的医疗服务。

（二）倾听与沟通

叙事医学通过提升医护人员的倾听与沟通技巧，旨在深化医患之间的共情与理解。有效的倾听是沟通的基石，它要求医生全心全意地听取患者的故事，不打断、不评判，同时关注患者的非言语信息，如面部表情和肢体语言。共情使医生能够从患者的角度感受其经历，而叙事想象力则帮助医生更深入地理解患者的状况。

1. 倾听技巧

在叙事医学中，倾听技巧是至关重要的，它们帮助医生深入理解患者的经历和情感。关键的倾听技巧包括以下几个方面。

（1）真正的倾听：①不打断、不评判：医生应保持耐心，允许患者自由表达，不急于下结论。②全身心倾听：医生需专注并全身心投入，捕捉患者的言语和非言语信息，如面部表情和肢体语言，以全面理解患者的情感和态度。

（2）共情与理解：①情感共鸣：医生应设身处地感受患者的情感，通过共情建立更紧密的联系。②叙事想象力：医生利用想象力，将患者叙述转化为具体场景，以更深入地理解患者。

（3）记录与反思：①记录患者故事：记录患者的叙述有助于医生全面了解病史，制定合理的治疗方案。②反思治疗过程：通过反思，医生总结经验，提升临床技能和沟通能力。

2.沟通技巧

（1）清晰表达：使用通俗易懂的语言，避免专业术语。

（2）友善与尊重：以友善和尊重的态度与患者交流。

（3）通俗易懂：用患者容易理解的方式解释病情和治疗方案。

（4）共同决策：尊重患者的知情权和选择权，共同参与决策。

（5）反馈与调整：及时给予患者反馈，根据反馈调整治疗方案。

通过这些技巧，叙事医学促进了以患者为中心的医疗模式，加强了医患之间的信任关系，提高了治疗效果和患者满意度。同时，这也有助于医护人员在医疗工作中找到深层的意义和价值，增强职业身份认同，减少职业倦怠。

（三）叙事分析

1.文本细读训练

文本细读训练是叙事医学中提升医生洞察力和推断力的重要方法。它要求医生像文学批评家一样，深入分析患者的叙述，关注语言、结构、主题等层面，以揭示患者生命历程和情感的丰富性。这种训练有助于医生从日常的观察和反思中，提炼出对患者病症细微差别的敏感度，从而作出更准确的诊断。

通过系统地细读文本，医生能够提升对患者故事的理解和解释能力，这不仅包括病历数据，还涵盖患者的情感和经历。丽塔·卡伦教授和韩启德院士强调，医生需要通过文本细读训练，成为能够深入理解患者故事的专家。这种训练使医生能够通过患者的叙述，全面了解其内心世界，体验患者的情感和经历，进而制订出更合理的治疗方案。

文本细读训练使医生能够超越表面的医疗数据，深入患者的个人故事，从而在医疗实践中实现更深层次的理解和关怀。

2.阅读步骤

以下是进行有效文本细读训练的关键步骤。

（1）选择合适的文本

①经典文学作品：这些作品以精心雕琢的语言和深刻的主题著称，能够提

供丰富的情感共鸣和思考空间，是锻炼文本分析能力的理想选择。

②多样化题材：涵盖小说、诗歌、散文和戏剧等，多样化的文本有助于拓宽视野；同时，医务工作者可利用叙事医学资源库中的案例进行实践。

③影视作品与艺术品：包括电影、绘画、雕塑和壁画等，这些作品的细节和象征意义能够锻炼医生的洞察力和推断力，增强对非文字叙事的理解。

（2）预习与准备

通过这样的准备，可以确保学习过程更加专注和有效，从而最大化地从文学作品中汲取知识和灵感。

①背景知识：深入研究作者的生平、创作背景和时代环境。这有助于人们更全面地理解文本、影视作品或艺术品的深层含义，从而获得更深刻的启发和情感共鸣。

②设定目标：在翻开书页或开启屏幕之前，先明确学习目标。设定目标是为了精进写作技巧、深入探索作品的主题思想、洞察作品所反映的时代文化、体验历史价值，还是仅仅为了追寻阅读带来的纯粹乐趣、情感上的共鸣或是精神上的慰藉。设定清晰的目标将引导人们的阅读或观赏之旅，让体验更加丰富和有意义。

（3）初步阅读与整体感知

①通读全文：不受任何预设观念或外部资料的影响，完整地阅读或观赏作品一遍，以获得对其整体结构和情节的初步理解，包括故事的主要线索、人物关系和背景设定。

②概括大意：在初次阅读后，尝试用自己的语言简要总结作品的核心内容和自己的第一印象，涵盖情感色彩和氛围。这一步骤有助于梳理作品的主要脉络，并为深入分析奠定基础。

（4）细致阅读与语言分析

①词汇与句式：细致审视文本中的词汇选择和句式构造。留意作者的关键词汇运用、修辞手法（如比喻、拟人、夸张）以及句子结构的多样性，这些元素映射出作者的情感态度和作品的深层主题。

②对话与独白：深入分析人物间的对话和内心独白，这些内容通常揭示了人物性格、内心活动和相互关系。通过探讨对话的语气和表达方式，读者能更全面地理解人物形象，并感受文本节奏和语调对情感传达的影响。

（5）结构与布局

①章节与段落：关注作品的章节划分和段落安排，理解每个部分在整体结构中的作用和它们之间的逻辑联系，这有助于把握作品的叙事节奏和情节进展。

②情节发展：分析小说或叙事文本的情节起伏，从起始到高潮再到结局，

感受故事的发展脉络，并探讨其反映的人性、道德、社会和历史议题。

③线索与主题：识别并追踪文本中的主要线索，明确作品的核心主题，通过持续的思考和反思，丰富阅读体验。

④叙事技巧：探讨作品采用的叙事视角、时间顺序和叙事节奏等技巧，理解这些技巧如何影响读者的阅读体验和对故事的理解。例如，第一人称叙事增强了真实感和代入感，而倒叙和插叙则为故事增添了复杂性和吸引力。

（6）人物与情感

①人物形象：在文学作品的细腻剖析中，人物形象和情感表达是核心要素。人物形象的塑造，从性格的鲜明到心理的深邃，都是作者通过细致笔触赋予的生命力。这种生动的刻画让读者能够深刻体验到人物的情感波动和成长轨迹，从而与他们建立起情感上的联系，更深刻地洞察作品的内涵。

②情感表达：作为文学作品的灵魂，通过人物的经历和事件的展开，传递出作者想要表达的深层情感，触动读者的心弦，激发共鸣。

这两者的结合，不仅丰富了文学作品的层次，也加深了读者对作品主题和意义的理解。

（7）主题与思想

①深入挖掘：通过细致分析文本内容、考虑作者的背景和所处的时代环境，读者可以揭示作品所探讨的社会现实、人性挑战和道德观念等深层次议题。这些核心主题是理解作品的关键，也是引发读者深思的焦点。

②多元解读：不仅能够丰富读者的理解，还能增加对作品的欣赏。然而，在这一过程中，读者也要谨慎，避免走向极端，如过度解读或误解作品的原意。

通过这样的阅读策略，读者能够更全面地把握文学作品的精髓。

（8）象征与隐喻

①识别象征物：注意作品中反复出现的意象、物品或场景，它们往往具有象征意义。通过分析这些象征物的特点及其在作品中的作用，读者可以揭示出作品背后的深层含义。

②解析隐喻：隐喻是文学作品中常见的一种修辞手法，它通过将一个事物与另一个事物相比较来传递某种深层含义。读者需要仔细分析作品中的隐喻，理解其背后的深层含义和作者的创作意图。

（9）文化背景与历史语境

①了解背景：在阅读经典文学作品时，了解作品的创作背景、时代背景以及作者的生平经历等是非常重要的。这些背景信息有助于读者更好地理解作品中的文化元素和历史背景，从而更深入地理解作品的主题和思想。

②跨文化比较：将作品置于更广阔的文化视野中进行比较和分析，探讨其与其他文化作品的异同。这有助于读者拓宽视野，增进对作品的理解和欣赏。同时，也能够促进不同文化之间的交流和融合。

（10）个人感悟与批判性思维

①个人感悟：在阅读过程中，读者应该保持开放的心态和敏锐的感知力，记录下自己的感受和思考。这些个人感悟是读者对作品独特理解和感受的体现，也是读者与作品之间建立情感联系的重要途径。

②批判性思维：运用批判性思维对作品中的观点、人物、情节等进行反思和评价。这有助于培养读者的独立思考能力和批判性阅读能力，使读者能够更加客观、全面地理解作品。同时，也能够促进读者对作品的深入思考和探索。

（11）总结反思与反复阅读

①整理笔记：将细读过程中的发现、感悟和疑问整理成笔记。

②撰写读后感：结合个人经历和感受，撰写读后感或评论文章，加深对文本的理解。

③交流分享：与他人分享阅读心得和体会，听取不同意见和观点，促进思维的碰撞和融合。

④多次阅读：对于经典文本，建议进行反复阅读，每次阅读时关注不同的侧重点。通过这种方式，你可以从多个角度深入理解文本，逐渐构建起一个全面而立体的知识框架。

⑤温故知新：随着时间的推移和阅历的增加，再次阅读同一文本往往会有新的发现和感悟。

（四）写作练习

在现代医疗实践中，病历记录往往侧重于症状的客观描述，忽略了患者个体的叙事和人性。为此，叙事医学鼓励医务人员进行叙事写作，以弥补这一缺陷。

1. 平行叙事病历书写

平行叙事病历是一种创新的病历书写方式，它使用通俗易懂的语言，不仅记录疾病的客观信息，还深入描绘患者的个人经历、感受以及医生在诊疗过程中的思考与情感。这种病历书写方式有助于医患之间的情感共鸣和相互理解，提升医疗过程中的人文关怀。

（1）平行叙事病历的特点

① 语言通俗：避免使用专业术语，使内容易于患者及其家属理解。

② 内容丰富：涵盖患者的心理状态、家庭背景、社会支持系统等非医疗因素，全面展现患者的生活面貌。

③ 情感共鸣：通过细腻的描述和深入的思考，促进医患之间的情感共鸣。

④ 反思提升：医生在书写过程中反思诊疗行为和沟通方式，寻求改进。

（2）平行叙事病历的书写要点

① 真实记录：确保病历反映患者的真实经历和感受。

② 尊重隐私：严格遵守医疗保密原则，保护患者的隐私信息。

③ 情感表达：展现医患之间的情感共鸣和相互理解。

④ 反思总结：在书写过程中反思和总结经验教训。

（3）平行叙事病历的应用及意义

平行叙事病历不仅记录了医疗过程中的细节，还促进了医患之间的情感交流，提升了医疗质量，并培养了医生的人文素养。它使病历不再是冰冷的记录，而是充满人文关怀的文字。通过这种病历，医生能够关注患者的整体经历，而不仅仅是疾病本身。

平行叙事病历的价值在于：

①作为医生个人成长的记录，促进专业技能和人文素养的提升。

②作为医疗团队讨论的素材，增进团队成员间的交流和合作。

③作为医学教育和科研的资源，为培养医学人才和推动医学进步作出贡献。

总之，平行叙事病历是一种重要的教学和自我提升活动，它通过叙事医学写作练习，培养了医学生的叙事能力、人文素养及系统视野，为医疗实践带来了更深层次的人文关怀。

2. 医学职业反思性叙事创作

医学职业反思性叙事创作是医疗工作者通过书写、讲述或记录个人在医疗实践中的经历、感受、观察和思考，进行深入的自我反思和情感表达的过程。它不仅关注医疗事件本身，更侧重于探索事件背后的意义、价值观、伦理冲突以及个人情感和经验的成长。

（1）进行反思性叙事创作的流程：①选择主题：挑选那些对个人成长、医疗实践或患者照护有重大影响的事件，确保主题具有代表性和深刻性，同时与个人兴趣和价值观紧密相连。②深入回忆与感受：详细记录事件的各个方面，深入挖掘情感变化，尝试换位思考，理解患者的痛苦、恐惧和期望。③撰写初稿：在初稿阶段，自由写作，情感投入，保持文章的连贯性。④反复修改与完善：关注文章结构，语言润色，根据反馈进行调整。⑤分享与交流：选择合适的平台分享作品，积极互动，持续学习，通过小组讨论和分享提升叙事医学写作能力。

（五）案例研究与讨论

通过深入分析真实医疗案例，医务工作者能够增强共情能力、人文关怀，促进医患之间的沟通与理解，从而提高医疗质量与决策能力。案例研究与讨论还涉及跨学科协作，这是医学教育与实践中的关键趋势，涉及医生、护士、心理学家、社会工作者、文学学者和伦理学家等多个领域专业人士的共同参与，以提供全面且个性化的医疗服务，最终达到跨学科协作及跨学科知识的融合。

1. 案例研究与讨论的作用

（1）提升共情能力与人文关怀：通过情感共鸣和人文关怀，医学生能够深刻理解患者的感受和需求，关注患者的全面需求，而不仅仅是生理疾病的治疗。

（2）促进医患沟通与理解：案例讨论搭建了医患沟通的桥梁，通过换位思考和有效沟通，减少误解，增强患者对医疗过程的信任感和满意度。

（3）提升医疗质量与决策能力：案例讨论促进循证决策和反思改进，帮助医生基于证据制订治疗方案，提高医疗质量和安全性。

2. 案例研究与讨论的具体实施步骤

（1）精选案例：选择具有代表性、启发性、全面性和时效性的案例，以培养学生的批判性思维和问题解决能力。

①代表性：案例能代表某一类疾病或医疗情境的典型特征，以反映常见疾病特征。

②启发性：案例应具有一定的复杂性和挑战性，以激发学生的批判性思维。

③全面性：以覆盖疾病的不同方面，包括临床表现、诊断过程、治疗方案和患者心理等。

④时效性：尽可能选择最新的案例，以体现最新的医疗发展。

（2）分组讨论：通过小组合作，促进学生之间的交流和合作，培养团队协作能力和沟通能力。

①明确任务：教师需在讨论前明确目标，指导学生关注关键问题。

②鼓励参与：激励学生积极发表见解，同时培养尊重和倾听他人意见的习惯。

③引导思考：通过提问和引导，促进学生深入分析案例，激发创新思维。

④控制时间：合理规划讨论时长，保证效率，避免拖沓。

（3）引导与反馈：教师的适时引导和及时反馈对学生的学习和理解至关重要，帮助学生理清思路、把握重点。

①澄清概念：教师需及时纠正学生讨论中的误解，确保理解准确。

②引导思路：在学生讨论偏离时，教师应通过提问和提示引导他们回到正轨。

③总结归纳：讨论后，教师应总结关键点，帮助学生巩固学习成果。

④反馈评价：教师应提供客观反馈，指出学生表现的优劣，并鼓励互评以促进进步。

通过精心挑选案例、组织分组讨论以及提供有针对性的引导和反馈，叙事医学的案例讨论教学策略不仅促进学生深刻领悟疾病的核心特征和医疗实践中的复杂性，还有效培育了学生的批判性思维、问题解决技巧、团队合作精神和沟通技能，从而全面提升学生的综合素质。

3. 跨学科协作及知识的融合

跨学科协作及知识的融合可以通过案例式教学、跨学科研讨会、在线学习资源等方式进行。这种合作涉及医学与文学、心理学、社会学和哲学等领域的融合，以更全面地理解患者的健康状况、疾病体验以及医患关系，制订综合性的治疗方案。

（1）跨学科协作的开展方式

①案例式教学：通过分析真实医疗案例，整合多学科知识与方法。

②跨学科研讨会：邀请不同领域的专家进行交流，促进知识融合与创新。

③在线学习资源：利用在线平台拓宽医疗工作者的知识视野。

（2）跨学科协作的具体应用

①医学与文学：运用文学分析提升医务人员同理心与沟通能力。

②医学与心理学：结合心理学工具，提供全面心理支持。

③医学与社会学：研究社会因素对健康的影响，制订社会适应性治疗计划。

④医学与哲学：探讨疾病中的伦理与存在主义问题，帮助患者面对困境。

4. 案例研究、讨论与医患共同决策模式（SDM）

医患共同决策模式（SDM）是现代医学实践中的重要模式，有助于提升医疗服务质量、增强患者治疗依从性和满意度。案例研究与讨论使患者及其家属参与到诊疗过程中，通过透明沟通、尊重患者、倾听与理解、反馈等步骤，建立信任基础，明确角色，共享信息，共同制订治疗计划。

（1）具体实施步骤

①建立信任基础：透明沟通，尊重患者，倾听与理解，给予反馈。

②明确角色：介绍讨论目标，明确患者的角色与权力。

③信息共享：提供疾病知识，确保患者理解治疗方案。

④共同制订治疗计划：了解患者需求，明确治疗目标，讨论治疗选项。

⑤强化沟通渠道：建立有效的沟通机制，定期随访，鼓励团队合作。

（2）SDM 的重要性

①提升治疗依从性：通过参与决策，患者更积极遵循治疗方案。

②改善医患关系：深入交流，建立信任，减少误解。

③优化医疗资源：患者参与决策，提升医疗服务效率。

SDM 模式是现代医学实践的重要方向，是实现"以人为本"医疗服务理念的重要途径。通过案例研究、讨论，患者和家属可以更好地理解治疗方案，提升就医体验，促进患者康复和健康管理。

（六）伦理考量

1. 伦理意识的提升

叙事医学强调在医生与患者之间建立共情与反思的桥梁，致力于在医学实践中提供全面的身心关怀。医学伦理则是处理人与人、人与社会关系时应遵循的原则和规范。无论是叙事医学还是医学伦理，都着重于对人的尊重与关怀。医学伦理不仅是一种认知，更应通过态度、行动和修养等外在形式，将人文关怀融入临床实践中的医患关系。医生承担着人类最崇高的使命，应当具备最高的伦理素养；缺乏同情心的人，充其量只能被视为高级动物。一个医生，若仅有完备的知识和技术，而缺乏情感共鸣的能力，绝不能算是一个合格的医生。因此，人们常说，成为一位好医生的首要条件是敏锐地感受并理解他人的痛苦。叙事医学不仅有助于人们理解和阐释医学伦理问题，还能为医务人员在实践中提供伦理指导。在医疗语境中，人文关怀是至关重要的，正如科学思维对于疾病治疗的重要性一样。要实现人文伦理的实践，医务人员必须将叙事置于药物和手术之前[19]。

患者自主权是医疗伦理的核心原则之一，它强调患者在医疗决策中应拥有充分的发言权。叙事医学通过倾听和理解患者的故事与价值观，确保患者在决策过程中的真正参与。这种医学模式不仅建立在信任和尊重患者的基础上，而且在制订治疗方案时，结合患者的个人经历、价值观和生活背景，通过定期召开 SDM 会议，让患者参与讨论和选择，确保治疗方案更贴合患者需求。

面对道德困境，如面临治疗无望的患者是否继续接受医疗干预，医生需要全面权衡患者的生活质量和个人意愿。叙事医学帮助医生全面理解患者，包括其对生命质量的看法，从而在治疗决策中平衡医疗效果与患者期望，形成更全面、符合伦理的决策。同时，叙事医学支持医生在面对伦理困境时，通过反思患者故事和分享经验，促进情感支持和职业成长，保持同理心和自我发展。

知情同意是医疗法律的重要组成部分，叙事医学通过深入了解患者故事，更好地满足知情同意的要求，提供更具体和个性化的治疗信息，确保患者充分理解治疗方案，避免法律纠纷。此外，叙事医学通过改善沟通，减少误解和冲突，在医疗纠纷处理中引入患者叙事信息，减轻纠纷带来的伤害[20]。在使用患者故事时，叙事医学严格遵守隐私保护原则，进行信息匿名化处理，防止个人信息泄露。

综上所述，叙事医学不仅有效解决伦理和法律问题，还提升了医疗实践的整体质量和患者满意度。与此同时，叙事医学鼓励医务人员通过记录和反思医疗经历来提升伦理意识，识别和解决实践中的伦理问题。这种反思有助于提高伦理判断能力，优化决策过程，使医务人员在处理复杂伦理问题时更加熟练。

2. 平衡叙事医学与医学科学

尽管叙事医学强调个体故事的重要性，但过度依赖个体经验可能导致叙事偏见，影响医学决策的科学性。因此，在实践中，医生需要在叙事医学与循证医学之间保持平衡，将患者的个体需求与高质量的临床证据相结合，以确保伦理决策的全面性和准确性[21,22]。

叙事医学伦理考量包括尊重原则、有利原则、公正原则、不伤害原则和诚信原则，为医生提供医疗实践活动中的重要指导和约束。

（1）尊重原则：医生在医疗过程中必须尊重患者的人格、尊严以及自主权。这包括全面告知治疗方案信息，尊重患者的知情同意和选择权。在叙事医学实践中，医生应耐心倾听患者故事，理解其情感和价值观，并在医疗决策中予以重视。

（2）有利原则（行善原则）：医务人员应将患者健康利益置于首位，选择最有利于患者的治疗方案。叙事医学通过深入理解患者故事，发现并满足其健康需求，提供个性化医疗服务。

（3）公正原则：医生在医疗实践中应对所有患者一视同仁，不受社会、经济、文化或种族因素影响。叙事医学要求医生公正理解患者故事，避免偏见，确保医疗服务的平等性。

（4）不伤害原则：医生应避免在治疗中对患者造成任何身体或心理伤害。叙事医学强调保护患者隐私，避免敏感话题引发的情感伤害，并确保反思性写作不造成负面影响。

（5）诚信原则：医生与患者交流时必须诚实守信，不夸大或隐瞒信息。叙事医学要求医生真诚倾听患者故事，准确反映患者情况，制订符合患者利益的治疗方案。

（七）扩展阅读与相关资源

叙事医学，作为一种创新的医学理念，要求从医者不仅具备扎实的医学知识，还需拥有丰富的叙事技巧和深厚的人文素养。在中国，医学生和医生不仅是健康故事的接收者和传播者，更是这些故事的创造者。叙事医学在医学教育领域扮演着举足轻重的角色，它是提升医学生和医护人员职业叙事能力以及思想政治素养的有效途径。

1. 扩展阅读的重要性

（1）扩展阅读为读者提供了深入理解叙事医学的机会，揭示了其与其他医学模式的区别及其在医学领域的独特价值。多元的视角，如文学、社会科学和心理学，为患者叙事提供了全面的分析框架。例如，Arthur Frank 的《受伤的叙事者》（*The Wounded Storyteller*）深入探讨了疾病叙事的多样性和复杂性。

（2）实践指导与技巧：Nancy Winter 的《叙事医学实践指南》（*Narrative Medicine: A Practical Guide*）为医务人员提供了将叙事医学应用于临床实践的具体步骤和技巧，有助于提升实践技能。同时，《叙事医学的原则与实践》（*The Principles and Practice of Narrative Medicine*）通过实际案例研究，为医疗实践提供了宝贵的参考。

（3）跨学科融合与创新：扩展阅读还展示了叙事医学与其他学科的交叉点，推动了医学与人文学科、社会科学等领域的知识融合，促进了跨学科合作与创新。《医学人文与叙事医学：跨学科融合》（*Medical Humanities and Narrative Medicine: Towards Interdisciplinary Collaboration*）一书深入探讨了这一主题。

（4）教育资源的角色：扩展阅读是医学教育和培训的宝贵资源，有助于医学院和医疗机构设计更有效的课程，提升医务工作者的叙事能力。

2. 资源推荐

以下推荐一系列相关资源，包括书籍、期刊文章和网站，这些资源覆盖了叙事医学的理论基础、实践应用、跨学科合作及案例分析，为研究人员、医务人员、学生及对叙事医学感兴趣的读者提供了丰富的知识源泉。通过这些资源，读者可以更全面地理解叙事医学，并在临床实践中发挥其力量。

（1）推荐书籍

① *Narrative Medicine: Honoring the Stories of Illness*

作者：Rita Charon

出版信息：Oxford University Press，2006

概述：Rita Charon 的经典著作，详细介绍了叙事医学的核心理念和实践方法，适合对叙事医学的基本理论和应用感兴趣的读者。

② *The Principles and Practice of Narrative Medicine*

作者：Rita Charon，Margaret D. K. G. N. Schwarz

出版信息：Oxford University Press，2016

概述：进一步探讨叙事医学的原则和实践，介绍了跨学科合作和实际应用的案例。

③ *The Wounded Storyteller: Body, Illness, and Ethics*

作者：Arthur W. Frank

出版信息：University of Chicago Press，1995

概述：探讨了疾病叙事的不同模式和伦理，适合对叙事医学中的伦理问题感兴趣的读者。

④ *Narrative Medicine: A Practical Guide*

作者：Nancy B. Winter

出版信息：Cambridge University Press，2011

概述：提供了叙事医学实践的具体步骤和技巧，适合希望将叙事医学方法应用于临床实践的读者。

⑤ *Medical Humanities and Narrative Medicine: Towards Interdisciplinary Collaboration*

作者：Edited by David K. H. Feist，Sarah C. M. Wong

出版信息：Routledge，2018

概述：探讨了医学人文学科与叙事医学的跨学科合作，包括与文学、哲学等领域的结合。

⑥ *Narrative Medicine and the Humanities: Reflections on Multidisciplinary Approaches*

作者：Edited by Claire S. Cooper

出版信息：Springer，2019

概述：讨论了叙事医学在人文学科中的应用和跨学科合作的实践。

⑦《叙事医学：医患故事 70 例》

作者：黄钢主审，唐红梅、蔡巧玲主编

出版信息：人民卫生出版社，2019

概述：通过 70 个医患故事展示了叙事医学的实践应用。

⑧《叙事医学》(住院医师规范化培训规划教材)

作者：郭莉萍主编

出版信息：人民卫生出版社，2020

概述：为住院医师提供了叙事医学的规范化培训教材。

⑨《临床医生叙事医学实践》

作者：贾俊君、殳儆、朱利明

出版信息：中国医药科技出版社，2024

概述：探讨了叙事医学在临床实践中的应用，叙事医学是一种将患者的个人故事与医学知识相结合的医疗实践方法，旨在通过倾听和理解患者的经历，提供更为人性化和个性化的医疗服务。

（2）推荐期刊文章

① "Narrative Medicine: The Role of Stories in Medicine."

作者：Rita Charon

期刊：Journal of the American Medical Association（JAMA），2008

概述：这篇文章讨论了叙事医学在医学实践中的作用和重要性。

② "The Role of Narrative in Healthcare."

作者：Catherine Belling

期刊：Medical Humanities，2019

概述：探讨了叙事在医疗中的作用，提供了叙事医学如何提升医患关系和医疗质量的见解。

③ "Integrating Narrative Medicine into Clinical Practice."

作者：Howard Brody

期刊：The Lancet，2017

概述：介绍了如何将叙事医学整合到临床实践中，提供了实践中的具体策略和案例。

④ "Narrative Medicine: A Model for Empathy, Reflection, Profession, and Trust."

作者：Margaret J. McMahon

期刊：Journal of Medical Ethics，2012

概述：讨论了叙事医学如何在培养医务人员的同理心、反思能力和职业信任方面发挥作用。

⑤《叙事医学》杂志：2018 年创刊，专注于叙事医学领域的学术研究与交流。

（3）推荐在线资源和网站

① Narrative Medicine at Columbia University

网站：[Columbia University Narrative Medicine] (https://www.narrativemedicine.org)

概述：哥伦比亚大学的叙事医学项目，提供关于叙事医学的课程、研究和实践的详细信息。

② Journal of Narrative Medicine

网站：[Journal of Narrative Medicine] (https://narrativemedicinejournal.org)

概述：专注于叙事医学的学术期刊，发布相关领域的研究论文、案例和评论。

③ The Center for Narrative Medicine

网站：[The Center for Narrative Medicine] (https://www.narrativemedicine.org)

概述：提供关于叙事医学的课程、讲座和培训信息，支持跨学科合作和实践。

④ The Narrative Medicine Network

网站：[Narrative Medicine Network] (https://www.narrativemedicine.org/network)

概述：一个全球性的叙事医学社区，促进学术交流、资源共享和跨学科合作。

⑤ 中国高校人文社会科学文献中心（CASHL）：提供丰富的人文社科核心期刊、重要期刊、印本图书和电子资源数据库，是获取叙事医学外文文献的重要平台。

⑥ 叙事医学课程：国内多所医学院校已开设叙事医学课程，如南方医科大学等，通过线上或线下方式为学生提供系统的学习资源。

这些资源为深入研究和理解叙事医学提供了广泛的视角和丰富的内容，帮助读者在理论和实践中应用叙事医学的核心理念。

第四节 教学方法

叙事医学的教学策略着重于互动、体验和反思，致力于培育医学生和医疗专业人员深入洞察患者故事的能力，并掌握将这些故事融入临床实践的技巧。这些教学方法不仅有助于增强医学生的沟通技巧和同理心，还促使他们更深刻地理解患者的个人经历和情感世界。在未来的医疗实践中，他们能够提供更全面、更富有人文关怀的护理服务。以下是一些高效的叙事医学教学方法。

一、小组讨论与互动式学习

1. 案例分析

深入探讨真实或模拟的临床案例，鼓励学生从多学科角度分析患者故事，讨论叙事医学的应用。

2. 角色扮演

通过模拟医患交流，学生在角色扮演中练习沟通和同理心，提高理解和响应患者需求的能力。

二、反思性写作

1. 日记

鼓励学生记录临床经历和反思，通过写作来加深对患者故事的理解。

2. 病例报告

要求学生撰写包含患者叙事的病例报告，以提高叙事分析和表达能力。

三、故事讲述与倾听

1. 患者故事分享

直接邀请患者或家属分享个人经历，为学生提供第一手的学习和感悟机会。

2. 倾听技巧训练

通过专业练习和反馈，提升学生倾听和理解患者故事的技巧。

四、文学作品分析

1. 文学作品阅读

分析文学作品中的医疗叙事，理解叙事在医学实践中的应用。

2. 跨学科讨论

结合文学、心理学和社会学等其他学科的视角，探讨叙事医学的多维度应用。

五、互动式讲座与工作坊

1. 专家讲座
邀请经验丰富的叙事医学专家举办讲座，分享他们的经验和见解。
2. 写作工作坊
通过写作练习来深化对叙事的理解和应用。

六、模拟与临床实践

1. 模拟临床环境
在模拟的临床环境中练习叙事医学技巧，如使用标准化病人进行练习。
2. 临床观察
在实际临床环境中观察和学习经验丰富的医生如何运用叙事医学技巧。

七、反馈与自我评估

1. 同伴反馈
鼓励学生相互提供反馈，以提高沟通和叙事分析的技能。
2. 自我评估
引导学生进行自我评估，反思自己的学习和临床经验。

八、资源与技术应用

1. 在线资源
利用在线教育平台，包括视频讲座、讨论板块和电子文献，为学生提供灵活的学习资源。
2. 技术工具
运用现代技术如录音、视频记录和分析工具，帮助学生捕捉和理解患者的叙述。

叙事医学课程旨在培养学生的综合能力，通过上述教学方法，不仅增强学生对叙事医学理论的认识，而且锻炼他们的批判性思维、同理心和沟通技能，为未来的临床实践打下坚实的基础。

第五节　评价模式

叙事医学课程的评价模式旨在全面评估学生在叙事医学领域的知识、技能和态度，强调了学生在理论知识、实践技能和人文关怀方面的全面发展。评价模式通常包括多种评估方法，以确保学生不仅掌握了理论知识，而且能够将其应用于实际的临床情境。通过综合性的评价方法，教师可以更准确地了解学生的学习进展，并提供个性化的指导和支持。同时，学生也能通过这些评价方式获得反馈，促进自我提升和专业成长。以下是一些常见的评价方式。

一、参与度和课堂表现

1. 出勤率
记录学生的出勤情况，以确保他们参与了课程的大部分内容。

2. 课堂互动
评估学生在课堂讨论、小组活动和角色扮演中的参与度和贡献。

二、反思性写作

1. 个人反思日志
要求学生定期撰写反思性日志，记录他们对课程内容的理解和在临床实践中的应用。

2. 病例分析报告
学生需提交病例分析报告，展示他们如何运用叙事医学的技巧来理解患者故事。

三、口头报告和演讲

1. 案例报告
学生可以就特定的临床案例进行口头报告，展示他们如何通过叙事医学的视角来分析和处理患者故事。

2. 小组讨论

在小组讨论中，学生需要展示他们的沟通技巧和对叙事医学概念的理解。

四、同伴和自我评估

1. 同伴评价

学生可以相互评价，提供反馈，帮助彼此改进沟通和叙事技巧。

2. 自我评估

鼓励学生进行自我评估，反思自己的学习过程和临床实践中的表现。

五、书面考试和作业

1. 理论考试

通过书面考试来评估学生对叙事医学理论知识的掌握程度。

2. 写作作业

布置相关的写作作业，如病例分析、叙事分析等，以评估学生的分析和表达能力。

六、实践技能评估

1. 模拟临床场景

在模拟的临床环境中，通过角色扮演或标准化病人练习来评估学生的沟通和叙事技巧。

2. 临床观察

在实际临床环境中，由教师或临床督导观察学生的临床表现，提供反馈。

七、项目和研究

1. 小组项目

学生可以参与小组项目，如开发患者教育材料或研究叙事医学在特定领域的应用。

2. 研究论文

鼓励学生撰写研究论文，探索叙事医学的理论和实践问题。

八、形成性和总结性评价

1. 形成性评价

在课程学习过程中，通过案例分析、小组讨论、阶段性作业等方式，评估学生对叙事医学知识的理解与实际运用能力，及时给予反馈和指导。

2. 总结性评价

在课程结束时，通过综合案例研究报告、专题论文以及期末考试等多样化形式，全面评估学生对叙事医学知识的系统掌握程度及应用能力。

九、360 度评价

收集教师、同学、患者和医疗专业人员的反馈，全面评估学生表现。

十、伦理和人文关怀评估

评估学生在案例研究和临床实践中展现出的伦理意识和人文关怀能力。

十一、技术工具应用能力

评估学生在教学中应用在线资源、模拟软件和其他技术工具的能力。

十二、跨学科能力评估

评估学生将叙事医学与其他学科知识结合的能力，如心理学、社会学等。

十三、创新评价方法

（1）叙事分析能力评估，识别关键主题和价值观。

（2）使用同理心量表测量同理心水平变化。

（3）模拟患者反馈和患者满意度调查评估临床技能。

（4）叙事医学作品集和能力发展档案展示技能和成长。

（5）临床叙事展示和跨学科团队多角度评价能力。

（6）社交媒体分析、虚拟现实评估、辩论赛和共创叙事评估应用和敏感度。

（7）情感智能评估和教学干预研究评估。

通过这一评价体系，教育者能够全面了解学生的学习进展，及时调整教学策略，同时帮助学生认识到自身的优势和提升空间，促进其在叙事医学领域的专业成长。

（杨志芬，杜丽佳，任玮娜，朱潇雄）

参考文献

［1］郭莉萍. 叙事医学［M］. 北京：人民卫生出版社，2020.

［2］Charon R. Narrative Medicine：Honoring the Stories of Illness［M］. New York：Oxford University Press，2006.

［3］Groopman J，Hartzband P. The Narrative Basis of Patient-Centered Medicine［M］. New York：Oxford University Press，2009.

［4］杨晓霖，王华峰. 医者叙事能力与职业发展［M］. 广州：广东高等教育出版社，2023.

［5］Yang N，Xiao H，Cao Y，et al. Does narrative medicine education improve nursing students' empathic abilities and academic achievement? A randomised controlled trial［J］. J Int Med Res，2018，46（8）：3306-3317.

［6］Offiah G，Ekpotu LP，Murphy S，et al. Evaluation of medical student retention of clinical skills following simulation training［J］. BMC Med Educ，2019，19（1）：263.

［7］Zeng Z，Lu Z，Zeng X，et al. Professional identity and its associated psychosocial factors among physicians from standardized residency training programs in China：a national cross-sectional study［J］. Front Med，2024，11：1413126.

［8］Cruess RL，Cruess SR，Steinert Y. Teaching Medical Professionalism：Supporting the Development of a Professional Identity［M］. Cambridge，UK：Cambridge University Press，2016.

［9］Dyrbye LN，Thomas MR，Shanafelt TD. Medical student distress：Causes，consequences，and proposed solutions［J］. Mayo Clin Proc，2008，83（12）：1615-1623.

［10］Marshall AL，et al. Medical education interest，exposure，and career planning in subspecialty trainees［J］. Med Sci Educ，2020，30（3）：1011-1014.

［11］Zukier H. Flipping patients and frames：the patient in relational medicine［J］. Rambam Maimonides Med J，2017，8（3）：e0034.

［12］Garden R. Expanding clinical empathy：an activist perspective［J］. J Gen Intern Med，2009，24（1）：122-125.

［13］Bylund CL，Makoul G. Empathic communication and gender in the physician-patient encounter［J］. Patient Educ Couns，2002，48（3）：207-216.

［14］Hojat M, Gonnella JS, Nasca TJ, et al. Physician empathy: definition, components, measurement, and relationship to gender and specialty［J］. Am J Psychiatry, 2002, 159（9）: 1563-1569.

［15］Hojat M, Vergare MJ, Maxwell K, et al. The devil is in the third year: a longitudinal study of erosion of empathy in medical school［J］. Acad Med, 2009, 84（9）: 1182-1191.

［16］Prins JT, Gazendam-Donofrio SM, Tubben BJ, et al. Burnout in medical residents: a review［J］. Med Educ, 2007, 41（8）: 788-800.

［17］Shanafelt T, Habermann T. Medical residents' emotional well-being［J］. JAMA, 2002, 288（15）: 1846-1847.

［18］West CP, Shanafelt TD. Physician well-being and professionalism［J］. Minn Med, 2007, 90（8）: 44-46.

［19］杨晓霖. 中国叙事医学与医者职业素养［M］. 广州: 广东高等教育出版社, 2023.

［20］Paton A, Kotzee B. The fundamental role of storytelling and practical wisdom in facilitating the ethics education of junior doctors［J］. Health（London）, 2021, 25（4）: 417-433.

［21］Charon R, DasGupta S, Schwarz M. The Principles and Practice of Narrative Medicine［M］. New York: Oxford University Press, 2017.

［22］Zoloth L. Ethics and Narrative Medicine: Narratives of Illness and Care［M］. New York: Routledge, 2020.

第五章
未来展望

第一节　叙事医学的发展前景和挑战

叙事医学作为医学与人文融合的新兴领域，也作为新医科语境下的潜力学科，近十几年来在国内获得了极大的关注和长足的发展。随着医疗技术的不断进步，人们对医疗服务的需求不再仅仅局限于疾病的治疗，更渴望在诊疗过程中获得人文关怀和情感支持。叙事医学应运而生，为解决这一需求提供了新的思路和方法。叙事医学强调医者倾听患者的故事，理解患者的经历、情感和价值观，在临床实践中设身处地以患者的视域感受其疾痛以及疾痛相关的痛苦体验，走进患者的内心世界，与患者的心理和情感达成共鸣，形成情感共同体，从而为医疗决策提供更全面的依据，提升医疗服务的质量和人文性。

一、叙事医学的发展前景

叙事医学是当代医学发展不可或缺的一块基石，它为医患沟通、共同决策和多学科合作等重要医学理念提供了可能性与可行性[1]。

（一）叙事医学赋能医院高质量发展，促进多维度价值共生

医患关系紧张是当前医疗领域面临的一个重要问题，叙事医学为促进医患和谐提供了可能。叙事医学有助于医务人员更全面地了解患者的病情，从而作出更精准的诊断和治疗决策。韩启德院士认为，医患关系最主要的问题还是应该在医生，部分原因在于医院管理者缺乏叙事管理意识，未积极引导好医生全面提升个人叙事素养。叙事管理理念的运用，大力提升管理者和医护人员的叙事调解能力，可以融合管理者与医护、医护与患者及其家属之间、医院员工与社会之间的多维视域差距，减少职业倦怠，消除管理盲点，化解医院危机，促

进医院各维度关系和谐，实现医院高质量发展。

医院叙事生态主要包括 5 个维度：（1）医院顶层管理者（书记和正、副院长）之间的叙事连接和叙事沟通状况。（2）医院顶层管理者与职能科室以及临床科室领导之间的叙事互动状况。（3）临床科室领导以及临床科室医护人员间的日常叙事连接与互动状况。（4）临床医护人员与门诊或住院患者及家属间的人际关怀叙事互动状况。（5）临床医护人员引导患者及其家属建立关于疾病主题的叙事连接状况[2]。不同维度的主体之间不断产生互动，相互促进，共同组成良好的医院叙事生态，最终实现价值共生。

（二）叙事医学促进医学教育改革

十余年前，医学教育更多关注的是如何快速提升医学生的医学技术，从生物医学角度来解决疾病问题，也就是说，过多注重"科学脑"的形成，而忽视了"人文心"的培养。随着"大健康"和"大卫生"时代的到来，医学教育已经开始意识到"科学脑"和"人文心"并重的现实意义。叙事医学的理念和方法可以广泛融入医学教育，助力培养医学生、规培生及进修生的人文素养和叙事能力。南方医科大学生命健康叙事分享中心创始人杨晓霖指出，在医学教育中，一定要让医护人员具备开展叙事健康传播、叙事职业身份认同、叙事生命（死亡）教育、叙事心理教育、叙事关系调节和叙事健康管理等能力。将叙事医学课程融入医学教育，就是要让叙事素养成为每位医护人员必备的内在素养，让他们理解叙事医学是一种对生命的态度和提供全人照顾的人文境界。完美的叙事医学临床模式，应融入每一位医护人员对患者的医疗照护当中。

国外的叙事医学课程已经形成了比较固定的"细读 – 反思 – 回应"三步模式，即第一步细读文学作品 / 绘画 / 电影 / 音乐，第二步书写由此引发的个人反思，第三步小组分享和讨论这些反思[3]。相比于国外，我国开设叙事医学课程的单位仍然较少，形式各异，需要努力探索适合我国医学院校和医院的叙事医学课程[4]。再者，国内医学教育领域中叙事医学的教学体系存在显著不足，而且医学生在面临充满不确定的临床实践时无法充分理解和灵活运用叙事医学的理念和技能[5]。这些都是当前国内叙事医学教育的短板。随着叙事医学的日益发展，"大健康"时代呼唤着新一轮的医学人文教育改革。在我国医学高等教育中普及叙事医学教育课程，构建系统性培训体系，并广泛而多样地在临床带教实习中开展叙事医学实践活动，是亟待重视的事情。

作为本土化的新探索，叙事医学的课程思政建设将引领国内叙事医学教育新发展，同时对医学人文类课程思政建设形成借鉴；目前国内已经形成系统性成果[6]。此外，教育部高等教育司 2023 年工作要点明确，以课程改革小切口带动解决人才培养模式大问题，实现高等教育改革创新发展。期待今后的叙事医学教育为加强课程思政高质量建设、推动形成育人新成效作出贡献[7]。

（三）叙事医学推动医学研究创新

在当代医学领域的不断演进中，叙事医学作为一种新兴的理念和实践方式，正以前所未有的力量推动着医学研究的创新与发展。

首先，叙事医学为医学研究带来了更全面的研究视角。传统的医学研究往往侧重于疾病的生理机制、病理变化以及治疗方法的有效性评估等方面，而叙事医学则促使研究者关注患者在疾病过程中的主观感受、心理变化以及社会适应能力。通过倾听患者的叙事，研究者能够更深入地了解疾病对患者生活质量的影响，从而制定出更加针对性和人性化的治疗方案。例如，在一些关于癌症、心脑血管疾病、糖尿病患者生存质量的研究中，研究人员通过收集和分析患者的疾病故事，深入了解患者在治疗过程中的心理体验、社会支持需求以及对生命意义的思考。这些发现为改进疾病治疗方案、提供更全面的康复支持和心理干预措施提供了重要依据。

第二，叙事医学丰富了医学研究的资料来源。患者的个人叙事包含了大量宝贵的信息，包括患者对症状的描述、疾病带来的痛苦体验、与医护人员的互动等细节，为医学研究提供了独特的观察角度和研究素材。通过对这些叙事资料的系统分析，研究者可以发现新的研究问题和研究方向，为医学研究的创新提供了重要的灵感源泉。

第三，叙事医学还推动了医学研究方法的创新。传统的定量研究方法在揭示疾病的普遍性规律方面发挥了重要作用，但在捕捉患者个体的独特体验和情感方面存在局限性。叙事医学引入了定性研究方法，如深度访谈、个案研究和叙事分析等。这些方法能够深入挖掘患者的内心世界，揭示疾病背后的复杂情感和社会意义。

此外，叙事医学有助于培养医学研究者的人文素养和同理心。在与患者进行叙事交流的过程中，研究者能够更加真切地感受到患者的痛苦和困惑，从而在研究中更加关注患者的需求和权益。这种人文关怀的融入，使得医学研究不仅仅是追求科学上的突破，更是为了改善患者的生存状况和生活质量。

总之，作为一个新兴领域，叙事医学的课题研究是一片蓝海，有许多课题值得去探索、研究。当前，尽管叙事医学的概念逐渐被认可，但其在医学科研领域的实际应用仍有限。为了推动叙事医学的科学研究，需要深入分析问题的根本原因，并提出相应的建议，期待叙事医学专家共同努力，推动叙事医学在医学科研中的深入应用，为医学研究带来新的视角和方法[5]。

（四）叙事医学与健康科普

《"健康中国2030"规划纲要》倡导"大健康"和"大卫生"的理念，健康中国、科普先行，以满足人民群众日益增长的健康知识需要。在当今医学与健康领域，叙事医学与健康科普相互关联、相互促进，对于提升公众的健康素养和促进医疗服务的优化具有深远意义。

首先，叙事医学为健康科普注入了丰富的情感元素。传统的健康科普往往侧重于知识的传递，以生硬的专业术语和数据来阐述健康问题。叙事医学通过讲述患者真实的患病经历和康复故事，将情感融入其中，使健康知识更具感染力和亲和力。这些生动的故事能够引发读者的情感共鸣，使他们更容易接受和记住相关的健康信息，从而提高健康科普的效果。

第二，叙事医学丰富了健康科普的内容和形式。它不仅仅局限于疾病的预防、诊断和治疗等方面的知识，还涵盖患者在患病期间的心理变化、家庭支持以及社会适应等多维度的内容。这种全面而深入的叙事能够让公众更全面地了解健康与疾病的复杂性，增强他们对健康的敬畏之心和自我管理意识。同时，叙事的形式多种多样，如文字叙述、影像记录和音频讲述等，为健康科普提供了更多元化的表达手段，满足了不同受众的需求。

第三，叙事医学有助于提升健康科普的针对性和个性化。每个患者的故事都是独特的，反映了个体在遗传、生活方式和环境等方面的差异。通过分析和分享这些叙事，健康科普可以根据不同人群的特点和需求，提供量身定制的健康建议和指导。

此外，叙事医学在健康科普中的应用还有利于促进医患沟通和社会理解。通过展示真实的医疗场景和医患互动，公众能够更好地理解医生的工作压力和决策过程，减少医患之间的误解和冲突。

总之，叙事医学为健康科普带来了新的活力和机遇。通过充分发挥叙事医学的优势，科普工作者能够打造更具温度、深度和广度的健康科普体系，提高公众的健康意识和自我保健能力，为实现全民健康的目标奠定坚实的基础。在未来的医学与健康领域，叙事医学与健康科普的融合将不断深化，为人类的健康事业创造更多的价值。

（五）叙事医学的推广适应老龄化社会发展需求

在当今社会，老龄化已成为一个不容忽视的全球性趋势，对医疗保健体系和社会结构产生了深远的影响。在这一背景下，叙事医学作为一种关注患者个体经历和情感的医疗模式，正逐渐展现出其在应对老龄化社会挑战中的重要作用和独特价值。随着人口老龄化的加剧，老年人群体的医疗需求日益增长且呈现出多样化、复杂化的特点。老年患者往往患有多种慢性疾病，身体机能下降、认知能力改变以及社会支持网络的变化，使得他们在医疗过程中的体验和需求与年轻患者存在显著差异。叙事医学的引入为更好地理解和满足老年患者的医疗需求提供了新的路径。

叙事医学强调倾听患者的故事，包括他们的生活经历、疾病历程以及对健康和疾病的认知和感受。对于老年患者而言，这些故事往往承载着丰富的人生阅历和情感记忆。在人口老龄化的背景下，老年患者的心理健康问题日益凸显。孤独、失落、对死亡的恐惧等情绪常常困扰着他们。叙事医学为老年患者提供了一个表达内心感受和情感宣泄的渠道，同时还有助于促进家庭和社会对老年患者的关爱和支持。当家庭成员和社会公众了解到老年患者的故事和内心需求时，能够更加理解和包容他们，从而提供更贴心的照顾和帮助。

在生命健康叙事语境下，研究者认为主体在老化过程中，如果能够在生命健康叙事实践者的引导下充分利用年长者的"叙事资本"，积极建构有意义的、实现人生统整的故事，就能帮助老年人成功、健康老化，提升老年人的生命质量。叙事介入的途径包括经典老年文学叙事阅读与分享以及老年人人生故事分享等，但核心都是强调叙事对老年人人生意义建构的重要价值以及叙事调节对年长者身心健康的重要作用，通过引导年长者在故事分享中重新审视、反思和重新阐释自我和他人的人生故事，发掘人生意义，走出叙事闭锁[8]。

总之，叙事医学在应对社会老龄化挑战方面具有巨大的前景和潜力。通过关注老年患者的叙事，医务工作者能够为他们提供更加人性化、全面和有效的医疗服务，提升老年人群体的健康水平和生活质量，促进社会的和谐与可持续发展。在未来，随着叙事医学的不断发展和完善，相信它将在社会老龄化的进程中发挥越来越重要的作用，为老年人群体带来更多的关爱和福祉。

（六）叙事医学与多学科融合发展

叙事医学始于文学与医学的交叉。在今天，实践叙事医学也绝不是单一学科的事情。其主体包括临床医生、人文学者和医院管理者等，以及他们之间的组合，这种多主体形式可能成为叙事医学更快、更好发展的助推器[7]。

在当今医学领域不断演进和拓展的背景下，叙事医学作为一种新兴的医学理念和实践方法，正以其独特的视角和价值，与多学科融合发展，为医学的进步开辟了新的道路。叙事医学强调对患者个体的故事、经历、情感和价值观的关注与理解。这种以人为本的理念与多学科的融合具有天然的契合点。

首先，叙事医学与临床医学各分支学科的融合，为疾病的诊断和治疗提供了更为全面和深入的视角。2011年被称作"中国叙事医学元年"，中国叙事医学经过十余年的发展，正在探索适合中国国情的理论体系和实践路径。叙事护理学、叙事医院管理、叙事健康管理、叙事全科医学、叙事老年学、叙事妇科学、叙事儿科学、叙事神经学、叙事药学、叙事生殖医学、叙事口腔学、叙事内分泌学、叙事心血管学和叙事消化病学等叙事医学分支学科将逐渐诞生、发展与逐步完善。未来中国叙事医学学者将见证中国叙事医学理论的逐步深化以及各分支学科的全面发展，这些分支学科的专著和教材将为医科院校教育教学和人才培养贡献人文和叙事智慧[9]。

其次，叙事医学与心理学的结合具有重要意义。患者在面对疾病时，常伴随心理上的困扰和压力，如焦虑、抑郁和恐惧等。通过叙事，心理学家能够更好地了解患者的心理状态和情绪变化，为其提供及时有效的心理支持和干预。

此外，叙事医学与社会学的融合，使研究者能够从社会层面审视疾病的影响和患者的需求。社会学的研究方法可以帮助分析疾病在不同社会群体中的分布、社会因素对疾病发生的作用，以及医疗资源的分配不均等问题。患者的叙事则为社会学研究提供了生动的案例和第一手资料，有助于推动社会政策的制定和完善，以营造更有利于患者康复和健康的社会环境。

再者，叙事医学与人类学的交叉，为理解疾病的文化内涵和个体差异提供了新的思路。不同的文化背景赋予了疾病不同的意义和解释，患者的叙事反映了他们在特定文化中的疾病观念和应对方式。以此可以促进跨文化的医疗沟通和理解，避免因文化差异导致的医疗误解和冲突。叙事医学教育参与者的学科背景涵盖了临床医学、人类学、伦理学、语言学、历史学与文学等。其中，尽管作为边缘分支学科，中国的医学人类学近年来仍取得了丰硕的成果[10]。

总之，叙事医学促进了跨学科的研究合作。它将医学与人文社会科学（如心理学、社会学、人类学等领域）紧密相连，打破了学科之间的界限。这种跨学科的合作使得医学研究能够从多个维度去理解和解决医学问题。人们有理由相信，在未来的医学领域中，叙事医学与多学科的协同创新将不断推动医学的进步，为人类的健康事业谱写更加辉煌的篇章。

二、叙事医学发展面临的挑战及应对策略

叙事医学作为医学领域的新兴理念和实践方法，为医疗服务带来新的视角和可能性，同时，在未来的发展道路上也面临着一系列不容忽视的挑战。

（一）临床诊疗重技术、轻人文，叙事医学缺乏有效培训机制

叙事医学的有效实施需要医务人员具备较高的人文素养和沟通能力。然而，在当前紧张的医疗环境和繁重的工作压力下，医务人员往往侧重于疾病的诊断和治疗技术，而在人文关怀和倾听患者叙事方面的培训相对不足。如何在医学教育体系中加强这方面的培养，使医务人员能够真正掌握叙事医学的核心技能，是一个亟待解决的问题。如果医院不能构建良好的叙事生态，充分提升一线医护人员的职业认同、人文素养及叙事能力并让叙事医学充分落地，真正让医、护、患及患者家属各大生命主体获益，那么，叙事医学这一新兴理念就只是"空中楼阁"，更是"纸上谈兵"。所以，将叙事医学纳入医学教育的重要课程，建立多层次、多样化的培训体系尤为重要，包括岗前培训、在职继续教育和专项进修等。同时，还需要吸纳更多新锐叙事医学师资力量，扩充队伍，通过广泛传播叙事医学理念，逐步扩大受众面和影响力。与此同时，初期叙事医学实践者也要有专业的叙事医学师资团队做指导，以免"路线"走偏。

（二）叙事医学理论与实践脱节

尽管叙事医学的理论在不断发展，但在实际应用中，仍存在理论与实践难以紧密结合的问题。一些医务人员虽然了解叙事医学的概念，但在医疗资源紧张、工作压力大的情况下，医务人员往往没有足够的时间和精力去深入了解患者的故事。叙事性倾听和共情性回应需要花费大量的时间，而医疗机构通常面临着患者流量大、医疗资源紧张的状况。例如，在急诊科，医护人员需要在短时间内处理大量危急重症患者，难以抽出时间进行细致的叙事交流。如何在保证医疗效率的前提下，为医务人员和患者创造足够的时间和空间来进行叙事交流，需要在医疗流程和资源配置上进行精心的规划和调整，合理安排医务人员的工作时间，为叙事医学实践提供必要的时间保障。同时，必须借助信息技术手段，提高工作效率；精简工作制度和流程，减轻医务人员的负担。

（三）效果评估面临困难

评估和衡量叙事医学的效果是一个复杂的任务。与传统的医疗指标（如治愈率、生存率等）不同，叙事医学的效果更多地体现在患者的心理状态改善、医患关系的和谐以及医疗体验的提升等方面。如何建立科学、合理且可行的评估体系，以准确评估叙事医学的成效，并为其进一步发展提供有力的依据，是当前面临的一个重要挑战。未来，研究者可综合运用定性和定量研究方法，结合患者的主观感受、医疗指标的改善以及医患关系的变化等多方面因素，评估叙事医学的实践效果。

（四）叙事医学与循证医学的整合

医学的进步不仅仅体现在技术的创新和科学研究的深入，还在于对患者个体的关注和人文关怀的提升。在当今的医疗环境中，叙事医学和循证医学成为备受关注的两个领域。两者在医学实践中各有其独特的优势，但也都存在一定的局限性。叙事医学虽然能够提供个性化关怀和理解患者故事，但可能缺乏科学证据的支持；而循证医学虽然强调科学证据，但可能忽视患者的个体差异和情感体验。因此，将两者有效整合，既能确保治疗决策的科学性，又能满足患者的个性化需求，具有重要的现实意义。

肿瘤的治疗可以作为循证医学与叙事医学结合的试点[11]。一旦确诊肿瘤，患者的世界可能被整个改变，身体和心理均遭受重大的创伤，此时的患者既需要身体治疗又需要心灵安慰，因此叙事医学与循证医学的整合可能最先开始于肿瘤患者[12]。

2014 年，北京大学医学人文学院王一方指出，作为技术型医疗主导性认知模式的循证医学是否能够在临床思维范式上开放并接纳叙事医学依然具有不确定性，理想的"叙事–循证医学"整合能否在理论和实践层面达成相互认同和共识还不明朗，他主张在一定时期内循证医学与叙事医学"二元并存"[12]。

叙事医学正是在重视患者个体的情感和语境下产生的。因而，叙事医学和循证医学并不矛盾，它是循证医学的有益补充，应当成为当前临床实践的自觉行为[13]。

由于叙事医学与循证医学遵循两种不同的哲学范式，存在客观量化与主观质化的潜在冲突，这引发了医学界的广泛讨论。诸多学者指出叙事医学与循证医学之间并非对立关系，而是将侧重点集中于疾病的不同方面，两者的有机结合可使客观医疗行为与主观价值需求相联系，由此叙事循证医学构想应运而生[14]。当前叙事循证医学尚缺乏明确的概念，可主要概述为叙事医学与循证医学在一定条件下相互整合的发展理念[15]。

叙事医学强调医护人员，特别是医生，摈弃根植于医疗实践中的传统习惯和心理，把自己视为"跨学科解释群体"中的一员，叙事医学才能在与"循证医学"结合的过程中发挥更大的作用[13]。

叙事医学与循证医学的整合是医学发展的重要趋势。通过整合，可以实现医学的科学性与人文性的有机结合，为患者提供更加个性化、人性化的医疗服务，提高治疗效果和患者满意度。然而，两者的整合也面临诸多挑战，比如观念转变困难、方法学挑战和资源投入不足等。叙事医学与循证医学的整合需要探索新的方法学。如何将定性的故事叙述与定量的科学证据有机结合起来，如何进行跨学科的研究和合作，如何评价整合后的医学模式的效果等问题，都需要进一步的研究和探索。同时，需要医学界共同努力，加强跨学科合作、提高信息筛选和整合能力、积极引导患者参与医疗决策等。相信在不久的将来，叙事医学与循证医学的整合将为患者带来更加全面和人性化的医疗服务，为医学的发展和人类的健康事业作出更大的贡献。

（五）叙事医学与智慧医疗的有效融合及信息安全问题

叙事医学经过十余年的高质量快速发展，研究者要关注其推动智慧医疗的前瞻性问题。在人工智能和大语言模型迅速发展并加速推广的今天，叙事研究与前沿学科的结合催生了对于叙事的全新理解。未来的叙事医学若能与前沿学科交叉互鉴，那么便有潜力为医疗实践的改善带来质变的效果[16]。

人工智能技术正以前所未有的速度渗透到医疗行业的各个方面。从疾病诊断、治疗方案推荐到医疗影像分析，人工智能凭借其强大的数据处理和模式识别能力，为医疗决策提供了高效、准确的支持。

然而，人工智能对于患者叙事中蕴含的非结构化、情感性和情境性的信息，其理解和解读能力仍存在明显局限。患者的故事往往充满了模糊性、隐喻和情感色彩，这些复杂的叙事元素难以被人工智能算法简单地量化和理解。在叙事医学中，医务人员与患者之间的面对面交流、眼神接触和肢体语言等非言语信息至关重要，而这些是人工智能目前难以模拟和实现的。

当然，叙事医学与人工智能的融合也带来了新的可能性。例如，通过自然语言处理技术，人工智能可以辅助医生对患者的叙事进行初步分析和整理，提取关键信息，为医生进一步的深入理解提供基础。同时，人工智能可以根据大量的叙事医学案例进行学习，为医生提供相似病情下的参考经验和应对策略。

在未来的发展中，要实现叙事医学与人工智能的有效融合，需要多方面的努力。医疗机构和科研团队应加强合作，共同开发更适应叙事医学需求的人工智能算法和工具。此外，数据隐私和信息安全也是叙事医学发展中不容忽视的问题。患者的叙事往往包含大量个人隐私信息，如何在收集、存储和使用这些信息的过程中确保数据的安全，防止信息泄露，同时又能充分利用这些数据进行医学研究和服务改进，需要建立严格的制度和技术保障措施。伦理和法律方面的考量也至关重要，确保在利用人工智能技术的过程中，医疗的人文本质不被削弱。

（六）平行病历书写的困境及对策

传统病历是医务人员在医疗活动中，通过文字、图片等对疾病的发生、发展、转归以及诊疗活动过程的记录，是对疾病机械但客观的记录，忽视患者的内心活动及医生的反思，而电子病历的普遍采用，进一步导致医疗文书"同质化"，将"共性的疾病"和"个体化的疾痛"隔离开来[17]。

在人文医学的背景下，平行病历是充满人文关怀的"影子病历"，可以克服现行病历书写的冰冷与肤浅，增加病历书写"温度"及深度，现有医疗环境不允许在传统病历中出现"温情"的表达形式，而平行病历可以弥补标准病历的不足[18]。

然而，在实际的应用过程中，平行病历的书写面临着一系列的困境。

平行病历书写的首要困境在于时间限制。医护人员通常面临着繁忙的临床工作，需要处理大量的患者和医疗任务。在这种高强度的工作环境下，抽出足够的时间来深入了解患者的个人经历、情感世界，并将其以细腻且准确的文字记录下来，显得尤为困难。时间的紧迫使得许多医护人员心有余而力不足，无法充分发挥平行病历的价值。

其次，医护人员的写作能力和人文素养参差不齐也是一个重要问题。一些医护人员可能在医学专业知识方面造诣深厚，但在文字表达、情感捕捉和叙事技巧上存在欠缺，导致平行病历的内容缺乏深度和感染力。

此外，缺乏明确的规范和标准也给平行病历的书写带来了困扰。由于缺乏统一的格式、内容要求和评价体系，使得医护人员在书写时感到迷茫，不知道如何把握重点和方向，从而影响了平行病历的质量和可读性。

针对这些困境，可以采取一系列的对策。首先，医疗机构应当合理调整工作安排，为医护人员留出一定的时间用于与患者交流和平行病历书写。同时，通过开展相关的培训课程，提升医护人员的写作能力和人文素养，培养他们敏锐的观察力和同理心，使他们能够更好地理解患者的内心世界，并将其转化为生动的文字。

再者，建立明确的平行病历书写规范和标准也至关重要。制订详细的指南，包括格式要求、内容要点和隐私保护原则等，让医护人员在书写时有章可循。2023 年，由中华预防医学会叙事医学分会牵头、贾俊君等 9 位专家执笔的《平行病历书写专家共识（2023）》应运而生，从平行病历的定义、应用价值、结构及内容、伦理要求、传播及应用范畴等 6 个维度进一步规范平行病历书写，推进叙事医学研究和实践。

为了激发医护人员的积极性，医疗机构还可以建立相应的激励机制。例如，对优秀的平行病历进行表彰和奖励，将其作为职称晋升、绩效考核的参考因素之一，从而鼓励更多的医护人员投入平行病历的书写工作中。

（七）社会公众对叙事医学的认可度不高

虽然叙事医学的概念已经逐渐被公众所知晓，但很多人对其具体内容和应用价值仍缺乏深入了解。这导致在实际应用中，一些医务人员和患者可能无法充分利用叙事医学的优势。而且，叙事医学在获得社会公众认可方面仍面临着一系列挑战。

长期以来，现代医学以生物医学模式为主导，注重疾病的诊断、治疗和预防，强调科学技术的应用和客观数据的分析。在这种观念的影响下，社会公众普遍认为医学是一门纯粹的科学，医生的职责就是运用专业知识和技能来治疗疾病。而叙事医学则强调医学的人文性，关注患者的情感、心理和社会背景，这与传统的医学观念存在一定的冲突。

对于公众而言，他们可能对叙事医学的概念和方法感到陌生，甚至怀疑其科学性和有效性。在他们看来，医生应该依靠先进的医疗设备和技术手段来诊断疾病，而不是通过倾听故事来了解患者。此外，一些公众可能认为叙事医学过于注重情感因素，会影响医生的专业判断和治疗效果。

对于社会而言，传统医学观念也影响着医疗政策的制定和医疗资源的分配。在以生物医学模式为基础的医疗体系中，往往更注重对疾病的治疗和控制，而对患者的心理和社会需求关注不足。这使得叙事医学在争取政策支持和资源投入方面面临困难。

叙事医学强调医患共同决策和合作，需要公众的积极参与。然而，在现实生活中，公众往往缺乏对医学知识的了解和对自身健康的关注，难以积极参与到医疗决策过程中来。此外，一些公众可能对医生存在不信任感，不愿意与医生分享自己的故事和情感，这也限制了叙事医学的实施。

提高社会对叙事医学的认可度，是推动叙事医学在医疗领域广泛应用的关键[5]。为了推动叙事医学的发展，需要加强对叙事医学的宣传和推广，提高公众对叙事医学的认识和理解；改革医疗体制和文化，为叙事医学的发展创造良好的环境；加强公众参与度，促进医患共同决策和合作；同时，也需要考虑不同社会文化背景的差异，采取相应的措施来推广叙事医学。只有这样，才能让叙事医学真正发挥其应有的价值，为患者提供更好的医疗服务。

综上所述，叙事医学作为医学领域的新兴学科，仍然面临多重挑战。其未来发展需要在医学教育、实践应用、效果评估、平行病历书写、智慧医疗及跨学科整合等多个方面持续探索和努力。而对于叙事医学的科学研究，选题容易受到认知范围的限制，定性与定量难以结合，科研项目资金分配不均等，都为科研之路带来巨大的挑战。

总而言之，叙事医学具有广阔的发展前景，有望在改善医患关系、提升医疗质量、赋能多维度价值共生、推动医学教育和研究创新、助力健康科普传播、促进多学科融合发展等方面发挥重要作用。然而，要实现其可持续发展，还需要克服诸多困难。通过完善培训和教育体系、加强理论与实践相结合、优化资源配置、建立科学的评估体系以及遵循信息安全和伦理原则等策略，叙事医学将更好地服务于患者，为医学领域带来更多的人文关怀和温暖。除此之外，国家层面需广泛做好健康宣教和科普，提高国民的预防、保健和心理素质，提升全民叙事素养。在病痛诊疗过程中，患者可以为医护人员提供更细致的诊疗依据，倾诉内心需求，并更好地配合治疗，最终实现医患共赢。

未来，叙事医学在国内必定有大的发展和跨越。因为《"健康中国2030"规划纲要》有8条细则与生命健康和人文关怀相关，这可以作为叙事医学推进的政策依据。南方医科大学生命健康叙事分享中心创始人杨晓霖指出，只有构建中国叙事医学和中国生命健康叙事体系，才能更深入全面地讲好这些与民生息息相关的故事。此外，叙事医学还将进一步与家庭、学校、医院及养老院，甚至殡仪馆等结合，营造各层面更和谐的叙事生态，为和谐中国和健康中国作出更大贡献。

第二节　新医科背景下叙事医学的科研之路

随着社会经济的快速发展，传统的医疗模式已不能满足现代社会的需求，

《"健康中国 2030"规划纲要》指出，健康是促进人的全面发展的必然要求，是经济社会发展的基础条件。实现国民健康长寿，是国家富强、民族振兴的重要标志，也是全国各族人民的共同愿望。健康中国的实施不仅需要加强社会基础医疗设施建设，提升医疗服务体系，完善医疗保障相关制度与政策，更要加快现代化医疗人才的培养及教育体系建设。随着大数据、互联网＋等技术在医学领域的飞速发展，融合了传统医学与人工智能、大数据、机器人等技术的新医科理念应运而生。新医科建设要求高等医学院校积极探索新的医学教育模式，打破医学内部壁垒和学科边界，既要重视医学学科内部的交叉融合，更要强调医学与人文、理工学科的融合与创新发展，实现医学从以"生命医学科学为主要支撑的医学模式"向以"医文、医工、医理、'医+X'交叉学科为支撑的医学模式"的转变。叙事医学作为医学与人文融合的桥梁，是实现自然科学教育与人文教育融合的有效工具。在新医科背景下，加强叙事医学的临床应用与科研转化，是充分应用交叉学科知识解决医学人文素养匮乏难题，促进生理与心理健康的重要窗口。

一、新医科的历史沿革与内涵

（一）新医科的历史沿革

2019 年教育部"六卓越一拔尖"计划 2.0，提出推进新工科、新医科、新农科、新文科建设的"四新建设"，其中新医科建设是科技进步、产业变革以及中国高等教育战略改革的时代产物。新医科是医学教育改革经历了前期、初期、医教协同时期后提出的全新概念，是中国医学教育改革的最新成果[19]。

1. 医学教育前期

中华人民共和国成立初期，医学人才严重不足，全国医务人员仅 50 余万，远远不能满足人民群众的卫生健康需求。1950 年，国家提出医学教育实行高、中、初三级制，以发展中级医学教育为主的医学教育方针，同时鼓励进修、在职、函授和自考等各种医学教育活动[20]。该时期医学教育有两个重要特点：一是中西医教育双轨运行，中西医并重；二是精英教育与大众教育同步发展，以大众教育为主导。

2. 医学教育初期

进入 21 世纪后，医学人才质量不高逐步取代了前期医学人才数量不足的矛盾。2009 年，《中共中央　国务院关于深化医药卫生体制改革的意见》印发，

2011 年，教育部和卫生部联合在京召开全国医学教育改革工作会议，相继推出了"卓越医生""住院医师制度试点""四轨合一""四证合一""5+3"一体化临床医学人才培养等系列改革。2013 年，国家卫生计生委、教育部等七部门联合印发了《关于建立住院医师规范化培训制度的指导意见》。这一时期，医学教育改革重点聚焦人才培养机制、医学生医德素养和临床实践能力培养及医学教育管理体制改革，是我国医疗卫生事业及医学教育重要的改革和发展时期。

3. 医教协同时期

继医学人才数量不足、质量不高的矛盾之后，医学教育的矛盾主要体现在发展不充分。2014 年 11 月，教育部、国家卫生计生委等六部门印发了《关于医教协同深化临床医学人才培养改革的意见》，自 2015 年起，所有临床医学硕士专业学位研究生同期参加住院医师规范化培训，院校教育、毕业后教育、继续教育三阶段有机衔接，以"5+3"为主体、"3+2"为补充的具有中国特色的标准化、规范化临床医学人才培养体系基本建成。2017 年 7 月，国务院办公厅印发的《关于深化医教协同进一步推进医学教育改革与发展的意见》文件出台，象征着医学教育改革从行业诉求上升为国家战略，也标志着我国高等医学教育改革与探索初见成效，是新医科发展的关键转折期。

4. 新医科时期

随着全球工业革命 4.0 和生命科学革命 3.0 的推进，人工智能、多组学大数据分析技术以及生物新材料等的快速发展，精准医学、转化医学、智能医学逐渐登上历史舞台。2016 年，"新工科"的率先提出为高等教育的改革探索提供了一个全新视角和"中国方案"，在此基础上，教育部提出推动实现新工科到新医科、新农科、新文科的全面拓展。2019 年，教育部"六卓越一拔尖"计划 2.0 的启动，标志着新医科概念的正式提出，2020 年，《国务院办公厅关于加快医学教育创新发展的指导意见》更是将新医科建设上升为国家战略，以解决医学教育不均衡不公平的矛盾。

（二）新医科建设的必要性

1. 健康中国背景下高质量医学教育发展的新要求

推进医学教育高质量发展是新时代卫生和教育系统高质量发展的共同要求。《国务院办公厅关于加快医学教育创新发展的指导意见》指出，将医学发展理念从疾病诊疗提升拓展为预防、诊疗和康养，加快以疾病治疗为中心向以健康促进为中心转变，服务生命全周期、健康全过程。而工业化、城镇化、人口老龄化、疾病谱、生态环境及生活方式等一系列变化，给健康中国带来了全新的挑战。为保障健康中国的实施及落地，新医科建设必须整合医学学科内部交叉，医学与环境、人文、工科等外部学科交叉，树立"全周期、全人类、全方位"的大健康理念，是高质量医学教育发展的必然要求。

2. 科技革命背景下医学教育改革的新趋势

新信息技术、新材料和人工智能等技术的发展正逐步改变医学教育生态，与此同时，卫生健康行业诊疗策略的精准化、数智化对医学教育改革提出了新的要求。医学教育经历了以科学为基础的课程设置、以问题为基础的教学创新、以系统为基础的岗位胜任力培养的3个改革阶段。全球医学教育改革的方向是在医学学科体系上，不断填补科学与人文、微观与宏观、理论与实践之间的缝隙，医学学科体系呈现出整合化趋势，新医科建设是科技革命与医学教育改革的必经之路。

3. 新医科的内涵

新医科在传统医学教育基础上，与新兴前沿学科交叉融合，是符合健康中国战略建设需求、引领全球医学创新的中国特色医学教育新形式，其内涵包括新理念、新结构、新模式、新质量和新体系5个方面[21]。

（1）新理念：新医科教育理念新，是科技进步和产业变革的必然趋势。新医科建设要紧跟世界医学教育改革趋势，围绕健康中国新战略，紧扣新时期医学发展需求，打破学科壁垒、强化"医+X"学科交叉融合，开展创新型、科技型、综合化的医学教育，培养卓越科技型医生，注重覆盖全人类、生命全周期、健康全方位的大健康理念，既培育适应当前医学发展需要的复合型人才，还关注未来医学的发展。

（2）新结构：新医科专业结构新，学科构建强调多学科交叉融合。一方面，新医科专业知识结构，除了加强传统医学专业知识教学，还需整合人文科学、理工基础学科以及人工智能、大数据等前沿科技领域课程。另一方面，新医科建设设置和发展了一批新兴医学专业，如精准医学、智能医学等，拓展了医学专业的新疆域。新医科专业结构的发展是一个系统工程，它要求教育体系在课程内容、教学方法、师资队伍和实践教学等方面进行全面创新和优化，以培养能够适应现代医学发展需求的复合型人才，能够运用跨学科知识解决医学领域的前沿问题。

（3）新模式：新医科教育模式新，在"医教协同"的基础上，引入"医教产研协同"机制，以临床实践为导向，建立多层次、多领域的合作办学，探索多学科交叉融合的医学人才培养新模式。通过校企合作、校研合作等方式整合资源，实现医学教育与产业、研究和实践的无缝对接，建立跨学科的人才培养体系和项目平台，开发创新型临床及医学科研实践基地。旨在为国家培养精医学、懂科技、通人文、重实践的卓越医学人才。

（4）新质量：新医科教育质量要求新。在世界教育改革的浪潮下，中国医学教育应把握"新医科"建设契机，加强医学人才培养质量标准体系建设，包括优化课程设置、加强师资队伍建设、提高医教产研融合培养模式，以及建立跟踪评价机制。通过国际合作与交流，引入国际先进理念和标准，提升医学教育国际化水平，建立并完善中国特色、对标国际的医学教育专业认证制度，提高专业人才培养质量，以培养能够适应快速变化的医疗环境的专业人才，打造具有国际竞争力的医学教育"中国标准"。

（5）新体系：新医科教育体系新。随着中国国际影响力的不断提高，中国医学教育改革要以引领人类文明发展为目标，建立具有中国特色的世界一流医学教育"新体系"。具体措施如下：①优化培养制度，建立科学、高效的医学人才培养制度；②更新课程设置，优化课程体系，融入前沿科技和国际先进理念；③改变教学模式，探索医教产研融合培养新范式，促进"医+X"医学模式转变；④注重实践教育：加强实践教学，培养跨学科能力；⑤强化国际合作：加强国际合作，引领全球医学教育的改革方向。

二、新医科背景下叙事医学的发展

（一）叙事医学是"医文"融合的新范式

1. 人文素养在医学中的重要作用

随着"生物–心理–社会"医学模式的出现，医学的社会属性和人文属性得到越来越多的关注，公众的健康观念也发生了显著变化。健康不仅是没有生物学层面上的疾病或衰弱现象，还要有良好的精神状态和社会适应能力。这对医务工作者也提出了更高的要求，医生不仅要有精湛的技术，还要有高尚的医德。医学模式要从"以疾病为中心"转变为"以病人为中心"。然而，我国医务人员数量相对不足，传统医学教育更偏重专业技能培养。我国医学人文教育起步较晚，从2003年到2013年，尽管我国医学人文课程占比从2%提升到了5%，但相比美国、德国（医学人文课程占20%~30%）以及日本、英国（医学人文课程占10%~15%），我国医学人文教育仍处于落后水平[22]。从而导致部分医学生"只见疾病不见病人"，缺乏仁爱之心和人文关怀精神。面对人民群众对卫生健康的新需求，医务工作者"要把人民健康放在优先发展的战略地位"，医学人才的培养要把"立德树人"根本任务放在首要位置，德育培养与职业素质培养并重。

近年来，我国医疗水平得到了显著提高，但医患矛盾仍是一个非常突出的问题。近年来各种暴力伤医事件屡见不鲜，根据中国医师协会 2018 年发布的《中国医师执业状况白皮书》调研结果显示，66% 的医师经历过不同程度的医患冲突。尽管医患关系紧张与医疗卫生体系及保障制度不健全、医疗资源不充足、分配不均等诸多因素相关，但是部分医务人员的沟通能力、共情能力以及服务态度亦是医患矛盾的导火线。在医患关系中，患者属于弱势一方，不仅遭受着疾病带来的生理躯体痛苦，还有面对疾病的未知和恐惧，他们渴望和需要得到医务人员的共情、理解、关心和帮助。因此，在医疗活动中，医患关系不仅仅是技术关系，除了"治病"，更要"治人"，把医学专业的求真精神和医学人文的求善精神有机结合起来，提升医务人员的医学人文素养，对于缓解医患矛盾，实现医患和谐具有重要意义。

"上医医国，中医医人，下医医病"。把健康中国建设上升为国家战略，把立德树人作为医学教育的根本任务，把"大健康"理念融入医学教育的各个环节，在加强医学专业知识技能培训的同时提高医学人文素养，培养能够服务生命全周期、健康全过程的德艺双馨的综合型医学人才。

2. 新医科背景下"医文"融合的必要性

新医科是全球产业革命和生命科学革命背景下产生的新理念、新结构、新模式、新质量和新体系，在注重传统医学专业知识和医疗技能的培训基础上，打破医学学科内部壁垒，强调推进医文、医工、医理、融合创新发展。在多学科融合发展中，"医文"融合摆在了首要位置，凸显了新医科建设对人文素质教育的迫切需求。

新医科的培养目标是精医学、懂科技、通人文、重实践的卓越医学人才。这和人文与医学教育立德树人的宗旨不谋而合，提升医学生人文素养对强化医学生的家国情怀、增强大健康意识、坚守救死扶伤的职业初心具有重要促进作用。重实践要求医学生具有解决临床实践新问题的能力，人工智能的发展与分子医学的发展，可实现对疾病的精准诊断与治疗，但医务人员的共情能力、医患沟通能力、人文关怀能力、环境应变能力和伦理决策能力是人工智能无法取代的。新医科建设指导文件《关于加强医教协同实施卓越医生教育培养计划 2.0 的意见》对医学生人文素质教育提出，"将思想政治教育和职业素养教育贯穿教育教学全过程，进一步加强以医学职业道德、职业态度和职业价值观为基本内容的职业素质教育"。思政教育与医学人文教育相辅相成，旨在为祖国培养政治立场坚定、职业道德高尚、医疗技术精湛的新型卓越医学人才。

因此，新医科建设为医学人文素质教育指明了方向，而医学人文素质教育是新医科建设的重要内容，也是推动践行大健康理念的重要途径。大健康理念突破了传统"身体无疾病"健康理念，更多地关注精神、心理、社会等全方位的健康；大健康强调预防为主，全周期保障人民健康。医学人文素质教育注重提升医学生的人文关怀能力、医患沟通能力和岗位胜任能力，促进医学从"以疾病治疗为中心"向"以促进健康为中心"的转变。因此，医学科学与人文教育的创新融合，既有利于高素质医学人才的培养，也有利于医学本身的发展，更有利于我国卫生健康事业的可持续发展。

3. 叙事医学是提高医学人文素养的有效工具

随着新医科的兴起与"医文"融合的创新发展，叙事医学逐渐成为国内外研究者和管理者的关注焦点。"叙事医学"的概念最早于 2001 年由美国哥伦比亚大学丽塔·卡伦教授提出，叙事医学是具有叙事能力的医务人员所实践的医学，而叙事能力是指认识、吸收、解释并被疾病故事感动的能力[23]。叙事医学的关键特点是以患者为中心，将患者置于医学实践的核心，医生通过倾听、记录患者的疾病故事，更全面地了解患者的生物、心理和社会因素。叙事医学的核心是共情与反思，医生通过使用非技术性语言记录患者的发病经历及诊疗过程，强调患者个体的独特性，同时促使医生在这个过程中进行共情和反思。

2016 年，中共中央、国务院发布的《"健康中国 2030"规划纲要》明确指出，应加强医疗服务人文关怀，构建和谐的医患关系。叙事医学是在医学向人性回归大背景下产生的新的医学理念与范式，致力于通过叙事研究与实践推动完善医疗卫生服务，增进构建和谐医患关系并助力建设健康中国。现代医学成熟后，临床技术语言成为医学的主导话语，推动医学朝着科学性、实用性和强操作性的方向发展，但在此过程中，也不可避免地出现了机械化、还原主义和去人性化的倾向。伴随着 20 世纪后半叶多个学科的"叙事转向"，医学界也开始关注疾病叙事、医学人类学、医学社会学、文学与医学、叙事疗法等交叉领域，希望借助叙事的力量恢复医学的温度。

北京大学医学人文学院叙事医学团队把叙事医学的基本理念归纳为"22334"模型，分别指培养叙事能力的 2 个工具：细读和写作；实践叙事医学的 2 个工具：医者的"自我"和"在场"；叙事医学的 3 个焦点：共情、关联性和对情感的关注；3 个要素：关注、再现和归属；4 个关系：医务工作者与患者、与自己、与同事和与社会的复合信任关系[24]。细读体现的是关注，关注可促进共情，促进医患关系和谐。平行病历书写是提高叙事能力的有效工具，通过平行病历书写进行反思再现，促使医生更好地理解病痛和生死，更好地理解社会对医者的期待。因此，平行病历书写是良好的"育德"手段，叙事医学的核心"共情与反思"是促进医学科学与人文融合的载体，可促进医务人员提升沟通及共情能力，更好地践行医学人文关怀。

（二）新医科背景下叙事医学的应用场景

1.高校叙事医学课程建设与理论教学

医学教育虽然是一种职业教育，但又不能只停留在教授技术的"技校思维"层面，医学教育中关于职业道德和社会责任感的教育尤为重要。医学生的课程思政要寓价值观引导于知识传授和能力培养之中，提升医学生的个人道德修养，强化职业精神建设，提高其政治觉悟和社会责任感。叙事医学"关注、再现、共情、反思"的核心是医学科学与人文素养的桥梁，是医学人文与职业道德得以落地的有效工具。

国外叙事医学起步较早，据美国医学院协会 2009 年的数据统计，在 125 所被调查的医学院校中，有 106 所开设了叙事医学相关课程，59 所将其作为必修课[25]。而在 2015 年的调查中，美国 90% 以上的医学院校已经开设叙事医学相关课程，叙事医学已经贯穿临床实习课程教学、实践项目和跨专业合作等各个阶段。我国叙事医学起步较晚，2006 年《健康大视野》期刊上首次出现"叙事医学"这一名词，2011 年北京大学医学人文研究院举行叙事医学座谈会、南方医科大学正式开设"叙事医学"公选课，2012 年北京宣武医院神经外科开始全员书写平行病历，2013 年北京大学医学部开设叙事医学实验课程，2017 年北京协和医学院面向研究生开设叙事医学课程，2020 年叙事医学被列入住院医师规范化培训教材[26]。至此，叙事医学从最初的文献、专著、病例的报道，最终运用到了我国医学教育实践中。

随着医患矛盾的日益突出，医护人员普遍认识到叙事能力的重要性，但大部分医护人员既往未接受叙事医学相关培训，临床工作任务繁重，通过自主学习开展细读和写作的人相对较少。因此，越来越多的学者建议关口前移，在医学院校开设叙事医学课程，让医护人员在学生阶段就开始培养叙事能力，养成细读和写作的习惯。目前我国叙事医学教育体系尚不够完善，医学院校应建立一套从课程设计到教学计划、从师资培训到教材制定、从学员考核到评估的完整教育培训体系。培养一批专业的叙事医学教育工作者，对医学生进行叙事医学相关课程授课，让医学生在职业精神塑造初期掌握叙事技能，以更好适应未来的临床工作。

叙事医学教育内容及形式尚不够丰富。目前，我国叙事医学在高校思政教育、职业道德教育、医学英语教育、平行病历书写等方面均有开展。但叙事医学或医学与文学课程的设置方式与教学内容存在重阅读、轻写作，阅读主题零散化、碎片化，写作技能指导培训不足等问题，后续应不断探索、优化叙事医学课程在细读和写作方面的方法和技巧。此外，目前医学院校常规开展医学伦理学、马克思主义基本原理概论，部分学校开设了医学史、大学语文等课程，这些课程与叙事医学课程存在一定重叠。因此，如何整合现有多学科教育资源，探讨叙事医学教学实践路径是目前研究的热点。在整合资源的同时，可利用新型教学模式，如案例式学习（case-based learning，CBL）和团队式学习（team-based learning，TBL）等形式，针对上述热点伦理问题，进行基于病例的团队讨论，根据讨论内容进行反思性写作，亦可通过相关案例的情景剧扮演、微电影等形式，让医学生身临其境，写好、讲好、演好医学故事，从而提高其医学叙事能力。

2. 叙事医学的临床实践与应用

临床实践作为医学教育的重要组成部分，是培养医学生及医护人员临床思维、决策能力和人文关怀的重要手段。新中国成立初期我国医学人才匮乏，历史沿革中医学教育更注重技术的培养，导致目前医学生以及临床医护人员普遍存在重技术、轻人文的局面，部分医学生习医动机与职业价值出现逐利化倾向，缺乏人文关怀和共情能力，加之部分媒体和互联网营造的消极医患关系，是目前医患矛盾日益突出的原因之一。2021年，国务院办公厅发布《关于推动公立医院高质量发展的意见》（国办发〔2021〕18号），提出"健全医务人员培养评价制度，强化医学生早临床、多临床、反复临床，加强医学人文教育""建设特色鲜明的医院文化，以充满人文关怀的医疗服务赢得患者、社会的信任和尊重"。在新医科"医文"融合的背景下，加强医护人员、医学生的人文胜任力培养迫在眉睫。

有学者提出临床人文胜任力的构成要素包括以下9个方面：习医动机与职业价值追求、共情能力、关怀能力、沟通艺术、利他情怀、叙事能力、职业反思能力、生命/健康教育与死亡辅导意识与艺术、人文阅读水准[27]。叙事能力的培养需要细读，通过文学作品及医学叙事书籍的阅读，培养医学生及医护人员的叙事写作能力，写好医学故事；在医学故事写作中，医护人员可以不断反思，从而更好地做到关注疾病及疾病背后的人，更好地做到与患者共情，从而改善医患沟通，提高患者满意度。但我国医护人员总体叙事能力处于中下水平，除了加强叙事医学理论教学外，可利用叙事治疗文件及平行病历书写，将理论与实践相结合，提高医护人员的叙事能力。近年来，叙事医学也广泛应用于实习生、研究生、住院医师规范化培训、在职医护人员的继续教育及临床实践中，将叙事医学理论、平行病历书写、叙事治疗文件与临床实践相结合，不仅可提高医学生、医护人员的共情能力、医患沟通水平，还可增加患者满意度及依从性，从而改善慢病预后，提高患者生活质量。

平行病历（parallel chart）最早由美国叙事医学奠基人丽塔·卡伦教授提出，中华预防医学会叙事医学分会 2023 年发布了《平行病历书写专家共识（2023）》（以下简称《共识》），对平行病历做了定义，认为平行病历是用一般性语言和第一人称书写的关于患者的叙事，而非医院标准化的技术性语言病历[28]。《共识》指出，平行病历写作主题不限，一般需包含说明、主要情节、评估三部分，医学共情和医学反思是其核心内容。在临床教学实践中，患者及疾病背后的故事更容易激发医学生的学习兴趣，通过平行病历写作，有助于学生掌握和提高反思医疗行为的能力、有利于学生和低年资医务人员更好地理解医患双方的行为，实现从课堂到临床的平稳过渡。在医疗活动过程中，通过平行病历写作，对于医务人员而言，可疏导自身负面情绪、反思医疗行为和理解患者行为；对于患者而言，有助于理解医务人员的决策和建议，提高患者满意度和依从性，最终提高医疗质量、缓和医患关系。

叙事治疗文件是叙事实践的重要技术和工具，由叙事疗法创始人 Michael White 于 1990 年率先提出，认为各种奖赏譬如奖品、奖状等均可视为叙事治疗文件。叙事治疗文件的概念是指在叙事实践的各个阶段，护理人员根据合适的时机选择适当的故事载体记录患者特定的故事、经验、知识和领悟，以此来重述和丰厚患者偏好人生故事的文件形式[29]。叙事治疗文件按照使用对象可分为个人文件和集体文件；按照文件类型可分叙事治疗信件，记录偏好故事的数字故事和故事写作，记录故事、经验、方法的清单、手册和证书等，见证立场和价值观的宣言书等，反映偏好故事的诗歌、绘画、戏曲等艺术作品等，是叙事护理研究逐渐由关注层面转向干预层面的体现。叙事治疗文件形式的多样性、应用场合的广泛性，使叙事护理在临床实践中得以具象化和广泛推广，通过信件及故事记录可增加护士的共情能力及人文关怀，改善护患关系、增加患者信任度。在此基础上，利用叙事访谈可增加患者依从性、挽救失败的访谈，延长随访治疗时间，改善患者生活质量及疾病预后。

3. 叙事医学与医学科研的开展

叙事医学作为一门新兴学科，最早于 2001 年由美国哥伦比亚大学丽塔·卡伦教授提出，过去的二十余年中，国内外叙事医学及相关研究取得了长足进步。

国内学者蒋明思等[30]收集并分析了 Web of Science 核心合集数据库中 2010—2021 年间关于叙事医学研究的文献，总结出近十余年叙事医学研究的 3 个热点方向：基于叙事方法的系统评价审视研究、叙事医学的内涵研究、基于叙事能力的医学各领域实证研究。该研究共纳入国内外文献 2750 篇，从文献地域空间分布来看，共涉及 114 个国家或地区，其中美国 990 篇、英国 473 篇、加拿大 298 篇、澳大利亚 279 篇、意大利 241 篇，位居发文量前五。从文献时间分布来看，叙事医学研究文献数量呈整体上升趋势，可分为平波起伏期（2010—2015 年）、斜坡式上升期（2016—2019 年）及巨浪上升期（2020—2021 年）3 个阶段。从文献的学科属性来看，叙事医学最早主要聚焦于全科与内科学、卫生保健及服务、公共环境与职业健康、教育等学科，随后逐渐拓展到健康政策与服务、急诊医学、经济学、人类学、哲学、语言学等 84 个学科，拓宽了叙事医学科研新视角。从文献研究的主题来看，叙事医学早期主要围绕健康护理、医学教育、循证医学、移情作用、医患共同决策和病情叙述等主题开展；逐渐到患者管理、运动、家庭医学和疾病故事等，研究重心转移到患者管理和康复；近几年随着新医科概念的提出，叙事医学的研究也拓展到精准医学、中药、心血管疾病等新主题，体现了叙事医学与传统医学、新兴医学研究的快速融合和紧密联系。

（1）叙事医学内涵研究

近年来关于叙事医学的内涵研究主要集中于什么是叙事医学，叙事医学的教学目标、教学方法、教学策略是什么，如何培养叙事能力，并在此基础上形成叙事护理及叙事疗法的概念。随着新医科概念的提出，叙事医学与人文研究也成为目前的热点话题，如何利用叙事方法提高医护人员人文素养？如何利用人文培养促进平行病历书写？都是今后叙事医学研究的方向。此外，互联网及人工智能的飞速发展，促进了医学故事的传播和叙事医学的发展，但因平行病历内容包含医学技术、患者隐私、法律法规和医学伦理等，如何规范平行病历书写及叙事治疗文件将是未来叙事医学内涵研究的重要内容。

（2）基于叙事方法的系统评价研究

随着叙事医学的发展，叙事医学实践范围，也逐渐发展到创伤治疗、临终关怀、姑息治疗、养老院与精神疾病患者照护等领域。尽管目前大量文献表明，通过平行病历书写及叙事护理干预等手段，可促进医患和谐，改善疾病预后。但大多研究均为单中心、小样本、回顾性研究，利用系统评价手段，采用科学的方法检索、提取和评估临床原始证据，分析叙事医学教育及叙事干预是否促进临床医疗决策、降低医疗成本，是目前和将来叙事医学研究的重要方向。

（3）基于叙事能力的医学各领域实证研究

近年来，随着叙事医学逐渐应用于临床实践，涌现出大量平行病历及叙事医案研究，并从提高医学人文素养和改善医患关系角度验证了叙事医学的可实践性和高有效性。同时，叙事干预在重症医学、肿瘤、老年医学等领域的有效性也得到了证实。但目前叙事医学在医务人员中的认知度不高，缺乏广泛的普及与培训，叙事能力个体差异大，缺乏统一评价标准。因此，在未来的临床实践证实研究中，需要增加叙事能力评价标准，开展多中心、大样本、前瞻性研究。

三、新医科背景下叙事医学与科研的机遇与挑战

（一）新医科背景下叙事医学与科研的机遇

1. 精准医学与叙事医学科研的碰撞

随着分子生物学的发展，现代医学已步入精准医学时代。精准医学强调基因遗传背景，并整合个体蛋白质组、代谢组、宏基因组等多组学内环境信息，为患者量身定制最佳治疗方案，实现疗效最优、不良反应最少的目的。而随着大健康理念的提出，人类基因组数据的不断积累、移动健康大数据的实时采集、人工智能数据算法的推进，精准医学的概念也从个体内在分子水平逐渐延伸到个体所处的外在环境，包含了气候环境变迁、心理行为及社会学等多维度社会 – 生物 – 心理学信息。2015 年美国"精准医学计划"便强调了"精确、准时、共享、个体化"的原则，可以看出高精尖技术的进步最终与叙事医学的人文个性化不谋而合。比如，叙事医学强调个体的独特性与精准医学强调个性化；叙事医学的共情、共在与共生与精准医学的共享原则；叙事医学讲述患者背后故事，精准医学将个体内在分子水平延展到外部环境；两者在概念上看似殊途，而在帮助临床决策制定方面实则同归[31]。因此，在未来医疗科研方法、疾病临床决策、慢病管理等领域，将叙事医学人文关怀个性化与精准医学技术的个体化融合，将极大促进医学科学研究的进步。

2. 人工智能背景下叙事医学科研的新机遇

随着图像识别、语音识别、情感识别技术的进步以及人工智能（Artificial Intelligence，AI）算法的飞速发展，AI 技术给人文素养的评估与提升、叙事治疗文件干预与测评提供了契机。我国叙事医学起步晚，临床医护人员人文教育匮乏，目前叙事医学主要通过平行病历及反思性写作提高医护人员人文素养。而

随着 ChatGPT 等医学写作工具的面世，"算法"文学概念的不断精进，AI 写作不仅可做到科技化，同时展现出情感化的一面。AI 软件赋能平行病历书写，AI 医生赋能可对患者进行包含疾病与病理的评估、情感与心理评估、社会与环境的综合评估，从而辅助临床决策，实现技术与人文的有机结合。同时，在目前医患关系紧张的大环境下，部分患者可能更愿意对 AI 医生进行倾诉，AI 医生也有更多时间和耐心对患者进行倾听与共情。在未来的医学发展中，除医患关系外，还将会产生人机关系、人网关系，临床干预、叙事干预将不仅仅局限于医疗场所。因此，AI 对叙事医学未来内涵的延展、叙事方法的创新、叙事干预手段及场所的拓展，以及 AI 叙事对临床决策的影响等方面均是未来科研的重要方向。

（二）新医科背景下叙事医学与科研面临的挑战

AI 因其在海量数据挖掘与处理、疾病风险及进展趋势预测、结果分析和论文撰写、患者监护、慢病及健康管理方面具有巨大潜力，无疑给叙事医学带来新的机遇，但同样面临着科研诚信、信息安全与隐私保护、伦理和法律规范等方面的巨大挑战。

AI 生成数据的透明性及可解释性，AI 论文撰写中的原创性与数据重组、剽窃，甚至恶意编造、篡改数据，生成虚假图片或者视频，导致数据的真实性存疑。同时，AI 在医学科研中的应用必然需要海量数据共享和互联互通，而医疗行为及相关科研活动涉及个人健康和身份信息，如何将信息脱敏和匿名化、保护患者隐私，如何做好海量数据备份及信息安全防护是目前医学科研与 AI 结合的难题。此外，AI 是人为创造的系统和工具，不具备人类自主意识与人类情感，如何规范 AI 伦理道德及法律底线，建立健全的法律规范及问责制度、保护人类自主权力、确保科研的透明性及公平性是新医科背景下医疗行为及科研活动亟待解决的社会问题。

（贾俊君，王义炯，周雪莲，徐小明）

参考文献

［1］叶云婕，黄紫薇. 叙事医学的发展现状及前景［J］. 循证医学，2015，15（2）：108–112.

［2］杨晓霖. 叙事医学赋能医院管理与高质量发展［J］. 医学与哲学，2022，43（21）：45–49+72.

［3］Milotam M, Van Thiel GJMW, Van Delden JIM. Narrative medicine as a medical education tool: A systematic review［J］. Med Teach, 2019, 41（7）: 325–330.

［4］郭莉萍. 叙事医学在中国：现状与未来［J］. 医学与哲学，2020，41（10）：4-8.

［5］金贞爱. 关于儿科学发展融入叙事医学理念的思考［J］. 中国当代儿科杂志，2024，26（04）：325-330.

［6］郭莉萍. 叙事医学课程思政指南［M］. 北京：中国科学技术出版社，2023.

［7］李飞. 中国叙事医学实践的反思［J］. 医学与哲学，2023，44（8）：8-13.

［8］杨晓霖，易雅琴，凌志海. 老年叙事闭锁与叙事赋能［J］. 医学与哲学，2021，42（20）：51-55.

［9］杨晓霖. 中国叙事医学体系构建共识［J］. 中国医学伦理学，2023，36（11）：1177-1179.

［10］景军. 当代中国医学人类学评述［J］. 医学与哲学，2019，40（15）：1-6+11.

［11］夏锋，韦邦福. 叙事循证医学与癌症治疗［J］. 医学与哲学（A），2014，35（01）：11-14.

［12］王一方. 整合循证医学与叙事医学的可能与不可能［J］. 医学与哲学（A），2014，35（01）：15-17+61.

［13］杨晓霖，贺劭丹，王华峰. 虚构叙事中的医学人文启示：从循证医学到叙事医学［J］. 中国医学人文，2019，5（04）：6-12.

［14］闫媛媛. 基于循证与叙事构建肠造口适应实践模式［D］. 太原：山西医科大学，2021［2021-6-15］.

［15］闫媛媛，王磊，王梦瑶，等. 叙事循证医学模式在护理中的应用［J］. 解放军护理杂志，2021，38（07）：78-81.

［16］黄蓉，郭莉萍. 从舶来到拓航的中国叙事医学［N］. 中国社会科学报，2024-6-25.

［17］王一方. 临床医学人文：困境与出路——兼谈叙事医学对于临床医学人文的意义［J］. 医学与哲学（A），2013，34（09）：14-18.

［18］邓蕊，梁辰. 医学伦理学视角下探讨叙事医学的平行病历［J］. 医学与哲学（B），2018，39（07）：13-16.

［19］李振良，孙洪生，董明纲，等. 新医科内涵探析［J］. 河北北方学院学报（自然科学版），2022，38（8）：54-58.

［20］朱潮，张慰丰. 新中国医学教育史［M］. 北京：北京医科大学中国协和医科大学联合出版社，1990.

［21］顾丹丹，钮晓音，郭晓奎，等. "新医科"内涵建设及实施路径的思考［J］. 中国高等医学教育，2018，08：17-18.

［22］曾旸，杨锦华，范冠华，等. 我国五年制临床医学专业医学人文课程设置的分析与思考［J］. 中华医学教育杂志，2019，39（1）：15-18.

［23］Charon R. Narrative medicine: form, function, and ethics［J］. Ann Intern Med，2001，134（1）：83-87.

［24］郭莉萍. 以叙事医学实践促教学医院医学人文教育［J］. 医学与哲学，2022，

43（6）：36–39，51.

［25］Rachel RH. An education that pierces what the knife cannot：a student perspective［J］. Ana Sci Educ，2010，3（3）：151–153.

［26］贾俊君，陈韶华，曹青，等. 叙事医学在住院医师规范化培训教学和实践中的应用［J］. 叙事医学，2021，4（4）：267–269.

［27］王一方，甄橙，谢广宽. 临床人文胜任力的价值意涵、实践路径与测评［J］. 医学与哲学，2019，40（24）：13–18.

［28］中华预防医学会叙事医学分会. 平行病历书写专家共识（2023）［J］. 中国医学伦理学，2023，37（1）：120–124.

［29］陆国涛，马子雪，张芳，等. 叙事治疗文件在叙事护理中的应用及展望［J］. 护理学报，2024，31（8）：23–26.

［30］蒋明思，林雪梅. 基于2010—2021年WOS论文的国外叙事医学研究现状、演进脉络及热点研究［J］. 中国医药科学，2022，12（15）：23–27.

［31］王一方. 关于发展中的叙事医学的若干思考［J］. 医学与哲学，2020，41（10）：1–3.